高等医药院校系列教

# 组织学与胚胎学实验指导

## 第2版


**主　编**　白生宾　阿不都许库尔·阿不力米提

**副主编**　冯树梅　张亚楼

**编　委**　谌宏鸣　买尔加·阿合买提
顾丹天　李　甜
海米提·阿布都力木　冯树梅
玛衣拉·阿不拉克　钟近洁
郭　琼　白生宾
廖礼彬　秦　纹
张　丽　张亚楼
阿不都许库尔·阿不力米提　李秀梅



科学出版社

北　京

## 内 容 简 介

本书是根据高等医学院校组织学与胚胎学教学大纲,结合教学实际情况和教师多年的实验教学经验,在参考其他院校的教材和实验讲义的基础上编写的。本书分组织学和胚胎学两部分,共24章。每章包括实验目的、实验内容、作业及思考题三项内容。实验目的提出目标;实验内容的切片观察由粗到细,循序渐进;作业及思考题以实际观察内容为主,重在理论联系实际。同时,精选了大量色彩清晰、内容真实的彩色图片附于书后,供学生实习时参照。

本书以五年制本科学生为主要对象编写,同时,增添了一些参考内容,故也可满足七年制的本硕学生使用。大专学生使用时酌情删减。

**图书在版编目(CIP)数据**

组织学与胚胎学实验指导 / 白生宾,阿不都许库尔·阿不力米提主编. —2版. —北京:科学出版社,2012. 3

ISBN 978-7-03-033663-7

Ⅰ. 组… Ⅱ. ①白… ②阿… Ⅲ. ①人体组织学-实验-医学院校-教学参考资料 ②人体胚胎学-实验-医学院校-教学参考资料 Ⅳ. R32-33

中国版本图书馆CIP数据核字(2012)第031256号

责任编辑:李国红 / 责任校对:赵桂芬

责任印制:赵 博 / 封面设计:范璧合



科学出版社 出版

北京东黄城根北街16号

邮政编码: 100717

http://www.sciencep.com

三河市骏杰印刷有限公司印刷

科学出版社发行　各地新华书店经销

*

2006年8月第 一 版　开本:720×1000 1/16

2012年3月第 二 版　印张:5 3/4 插页:12

2025年1月第十五次印刷　字数:114 000

**定价:39.80元**

(如有印装质量问题,我社负责调换)

# 第 2 版前言

组织学与胚胎学是两门重要的形态学科，其学习过程需要在观察细胞、组织和器官形态结构的基础上进行。因此，实验课就成为完成学习的必经之路。为帮助学生上好实验课，编写《组织学与胚胎学实验指导》是十分必要的，其目的是在实验课中对学生起指导作用。学生通过对切片、标本、模型、多媒体和录像的观察及显微镜操作、绘图技巧等技能训练，验证基本理论，加深对理论课内容的理解，从而掌握人体各组织器官的结构和胚胎发育的过程。同时，引导学生树立严谨的科学态度，养成勤于动手、善于观察的习惯，以培养其分析和解决问题的综合能力。

从 1959 年至今，我们新疆医科大学组织学与胚胎学教研室已先后七次编写过《组织学与胚胎学实习指导》，此次为第八次编写。本书是依据高等医学院校组织学与胚胎学实验教学大纲的要求，按照高等医学院校《组织学与胚胎学》最新版教材的内容，结合教学实际情况和教师们的实验教学经验，参考汇集了其他兄弟院校的彩色图片资料并以原校内第七次编写的指导为基础编写而成。本书力求以内容重点突出、语言通俗易懂和图片清晰准确为原则，希望能成为学生学习的好帮手。

本书分“组织学”和“胚胎学”两部分，共 24 章。每章又分实验目的、实验内容、作业及思考题三项内容。实验目的按大纲要求分掌握、熟悉、了解三个层次；实验内容的切片观察由粗到细，循序渐进，一般按肉眼观、低倍镜和高倍镜顺序进行；作业及思考题以实际观察内容为主，重在理论联系实际。

万事开头难，学生在组胚实验的开始阶段更是如此，所以，我们在“绪论”一章内重点对常用的切片制作、HE 染色、显微镜的基本构造及使用进行了介绍，并从实验要求、实验方法和绘图要领等方面给以指导。同时，精选了大量色彩清晰、内容真实的彩色图片附于书后，供学生实习时参照。

本书以五年制本科学生为主要对象编写，同时增添了一些参考内容，故也可满足七年制的本硕学生使用，大专学生使用时酌情删减，选择内容即可。

由于我们水平有限，加之时间仓促，书中难免有不足之处，恳请同仁批评指出，以利改正。本书编写过程中得到了新疆医科大学的大力支持，在此深表感谢。

谌宏鸣

2011 年 12 月 2 日

# 目　　录

# 第一章 绪 论

## 一、组织学与胚胎学的实习目的

1. 掌握显微镜的使用方法(在切片标本观察的同时,通过对显微镜的反复操作,培养学生的动手能力和严谨的科学态度)。

2. 掌握理论与实际相结合的学习方法(通过切片、标本、模型观察、录像的观看及绘图的技能训练,验证基本理论,以加深对理论课内容的理解,培养学生观察、分析和解决问题的综合能力)。

3. 熟悉 HE 染色的方法及意义。

4. 了解组织切片的制作方法。

## 二、组织学与胚胎学的实习要求

1. 每次实验课之前,应做好本次实验内容的理论复习和实验预习。

2. 入实验室必须穿好工作服,携带教材、实习指导和彩色铅笔等必备的实验工具,按序入座。

3. 遵守实验室的规则,保持安静,注意室内卫生,爱护显微镜、切片和模型等。

4. 认真按实习指导的要求进行实验,遇到问题请教指导老师。

5. 按要求及时完成实验报告。

6. 实习结束时,将切片按号放入切片盒内,将显微镜回位。关好电源,打扫实验室卫生。

## 三、组织学与胚胎学的实习方法

1. 学会熟练地操作显微镜(后述)。

2. 遵循切片观察的基本原则 由粗到细,循序渐进。即肉眼观察→低倍镜观察→高倍镜观察。先用肉眼观察标本的轮廓、颜色,初步做出实质性或管腔性器官的判断;然后在低倍镜下观察其结构的全貌、各部分的基本结构特征;再用高倍镜观察某一部分或细胞的微细结构。

3. 观察切片前,要注意指导教师的讲解和多媒体示教;切片观察时,可参照本实验指导的文字和彩色图谱等以助于组织结构的观察确认。

4. 建立三维空间构象　切片中的结构只是一个局部的平面结构，只有将其与整体的立体结构联系起来，才能更好地理解所观察的内容（图 1-1）。

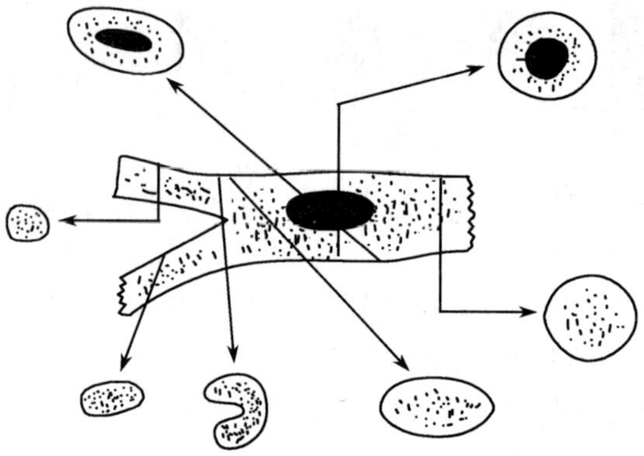

图 1-1　示心肌细胞不同切面

5. 区别理论与实际的差异　当理论与标本观察不一致时，应分析其原因，如取材来源不同、组织结构的功能状态不同、染色方法的不同、制片过程中的人工假像（皱褶、裂痕、黑色沉淀物和组织破裂）等。

6. 尽可能地多绘图以帮助记忆（见“绘图要点”）。

## 四、石蜡切片、HE 染色标本的制作方法简介

组织学标本的制作方法很多，目前最常用的是石蜡切片、HE 染色标本的制作。

### （一）取材与固定

1. 取新鲜的组织作材料，在最短的时间内取材，把组织块投入固定液中，使组织尽量保持原来的构造。

2. 固定液的种类很多，按不同要求适当选用。一般常用 10% 福尔马林液固定 24 ~ 48 小时，流水冲洗 12 ~ 24 小时，去除固定液。

### （二）脱水与透明

1. 将水洗后的组织块依次放入 70%、80%、90%、95% 的乙醇内各 6 ~ 12 小时，无水乙醇内 3 ~ 6 小时，充分脱去组织块中的水分。

2. 用二甲苯透明，去除乙醇。

### （三）浸蜡与包埋

1. 把透明好的组织块放进已熔的石蜡中（56 ~ 60℃）逐级浸蜡（1 ~ 2 小时）。

2. 把已熔化的石蜡倒入金属包埋框(或小纸盒)内,然后把浸透蜡的组织块放入浸蜡框的中央,冷却后组织块即被包在石蜡块内。

### (四) 切片、染色与封固

1. 把组织蜡块固定到金属托或木块上,再放置到切片机上,切成4~6μm厚的切片,放入温水中展开,再贴到载玻片上并放入烤箱中烤干。取出烤干的载玻片,放入二甲苯中5~6分钟,脱去石蜡,然后再把切片依次放入100%、95%、90%、80%、70%乙醇中各3~5分钟,脱掉二甲苯。

2. 常用的染色为苏木精(hematoxylin)和伊红(eosin)染色,简称HE染色。

(1) 先把切片放入苏木精染液中5~20分钟。细胞核嗜碱性,被染成紫蓝色。

(2) 0.5%盐酸乙醇中分化数秒钟乃至1分钟。流水冲洗5~30分钟。

(3) 0.5%伊红液染5~10分钟。细胞质嗜酸性,被染成粉红色。水洗数秒钟,洗去浮色。

(4) 用各级乙醇脱水:70%、80%、90%、95%、100%、100%各1~5分钟。

(5) 二甲苯透明5~10分钟。

3. 封固　在组织片上面滴加树胶,再加盖片封固。

## 五、光学显微镜的构造、使用方法及注意事项

### (一) 显微镜的主要构造

1. 机械装置(图1-2)

(1) 镜座:显微镜的底座。

(2) 镜臂:显微镜的支柱。

(3) 镜筒:上端装有目镜。

(4) 载物台:放置切片的平台,中央有通光孔,台上有压片夹。

(5) 压片夹:载物台上固定切片的夹子。

(6) 标本推动器:载物台下面右手边的螺旋,可将切片向前后左右方向移动。

(7) 物镜转换器:镜筒下端的圆盘装置,用于转换物镜,其下端装有3~4个不同放大倍数的物镜。

(8) 调节器:有粗螺旋钮和细螺旋钮,用于升降载物台以调节焦距。

2. 光学装置

(1) 目镜:常用为5×、10×或15×等。

(2) 物镜:一般有三个镜头。标有10×字样的为低倍镜;标有40×字样的为高倍镜;标有100×的字样为油镜(很少用)。

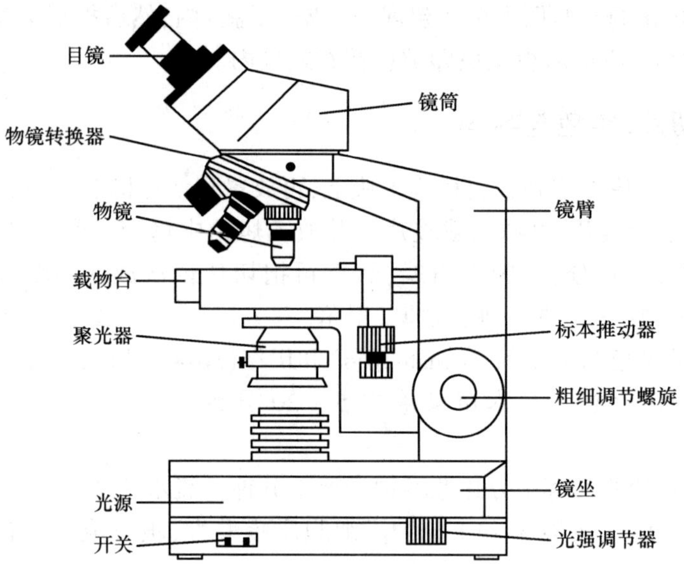


图 1-2 光学显微镜构造

(3) 聚光器:镜座与载物台之间的圆圈,其一侧有升降螺旋,用于上下移动聚光器以调节视野亮度。

(4) 光圈:聚光器底部的小柄,用于调节进入镜头的光线。

## (二) 显微镜的使用方法

1. 打开显微镜开关及电脑桌面上软件。

2. 放置切片　将切片标本从切片盒中取出后,先肉眼观察标本组织的外形、大小、颜色及有无破损,然后将有盖玻片的一面朝上置于载物台上(否则用高倍镜时看不见,而且还易压碎切片),把有组织的部分对准物镜中心和载物台的圆孔,用压片夹固定好。

3. 低倍镜观察　低倍镜(10×)主要用于观察组织、器官基本结构的全貌。切片放好后,慢慢转动粗螺旋,使低倍镜下降或载物台上升,并从侧面用肉眼观察,当镜头与标本相距 0.5cm 左右时,边在目镜处观察,边用手继续轻轻转动粗螺旋,直到视野内图像清晰为止。然后用标本推动器将切片向前后左右移动,观察整个结构的全貌。如果需要放大详细观察某一部分或细胞的特征,则选择需要放大的部位并移至视野中央,调到高倍镜进一步观察。

4. 高倍镜观察　用物镜转换器将镜头换为高倍镜(40×),再用细螺旋边看边调节,直到看清楚为止。千万注意不要用粗螺旋调节,以免压碎切片。此过程必须在用低倍镜进行整体结构观察的基础上选择好某一局部后进行。

5. 油镜观察　不常用,只在血液和骨髓等标本时用。先用低倍镜找到要观察的组织,并在要观察的部位滴加一滴镜油,再把镜头转换为油镜(100×),慢慢地调下镜头,使油镜头与镜油充分接触,再通过目镜用细螺旋边看边调节,直到图像清晰为止。油镜用完后,必须用滴有二甲苯的擦镜纸将油镜头和玻片上的镜油擦干净。

### (三) 注意事项

1. 显微镜是精密仪器,使用时必须以严谨的科学态度,精心按步骤要求操作。

2. 拿显微镜时,必须一手握住镜臂,另一手托住镜座,平拿轻放,以避免反光镜和目镜脱落打坏。

3. 用前要检查显微镜是否完好,如发现问题要及时报告指导教师。不要在电脑主机上插入U盘。

4. 实验结束后,要做好显微镜的复原事宜,如取出切片,下降载物台,把物镜“八”字形叉开(但用油镜头时不要叉开,保持原位)等。

## 六、绘图要点

1. 注意图像的选择 先用低倍镜将切片整体浏览全面观察,然后从中选择与理论相符的细胞、组织或器官的典型部位,作为描绘的对象在低倍镜或高倍镜下观察绘图,以突出重点。

2. 注意用笔的方法 用彩色铅笔绘图。仔细观察细胞或组织的嗜色性及染色深浅,较准确地选择与之相同的颜色先轻后重地下笔,不要太镜下化也不要太模式化,力求达到理论与实际的完美结合。

3. 注意图像的大小 在实验报告给出的绘图范围内,可画全视野或部分视野,但必须按镜下所看的低倍镜或高倍镜视野,不可过大或过小,以免失真。

4. 注意各结构的比例 绘图要按所观察结构中各种成分的大小比例、数量差异、位置关系、外形特点等有区别地描绘,以突出其特点。

5. 注意结构名称的标注 绘完图后,要将确认的主要结构用平齐的横线将其名称连接起来,整齐地标注在图外的右侧(如标不下时可标在图外的左侧)(图1-3)。

6. 按实验报告的要求填写各项实验内容及实验小结(见本章附)。

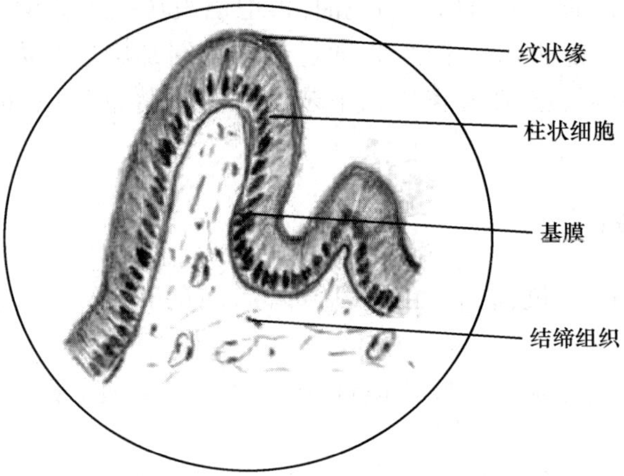


图 1-3 绘图格式

## 七、作业及思考题

1. 组织学与胚胎学实验课的目的、要求和方法是什么?
2. 石蜡切片有哪些基本步骤?
3. 简述 HE 染色的方法和意义。
4. 光学显微镜的基本构造、使用方法及注意事项有哪些?
5. 绘图要点有哪些?如何完成好实验报告?

## 【附】 组织学与胚胎学实验报告

# 组织学与胚胎学实验报告

实验内容：__________　　标本名称：__________　　切片号：__________

材料来源：__________　　染色方法：__________　　实习日期：__________

图片名称：__________　　放大倍数：__________

实验小结：

批阅教师：______________日期：__________

# 第二章 上皮组织

## 一、实验目的

1. 掌握单层扁平上皮、单层立方上皮、单层柱状上皮、假复层纤毛柱状上皮和复层扁平上皮的光镜结构。

2. 熟悉变移上皮的光镜结构。

## 二、实验内容

### (一) 单层扁平上皮

单层扁平上皮(铺片)

**【切片号】** 3号。

**【标本来源】** 蛙肠系膜。

**【方法】** 镀银染色(用蛙的肠系膜经硝酸银浸染后平铺在载玻片上而成)。

**【切片观察】**

**肉眼观** 切片上见有一块染色深浅不一的棕黑色组织,选择色浅处于镜下观察。

**低倍镜** 可见单层扁平上皮的表面观,有许多紫蓝色的卵圆形细胞核,相邻细胞间有黑色的锯齿状线条相互嵌合,为细胞间质。

**高倍镜** 上皮细胞呈多边形或不规则形,细胞界限清楚,核周围的细胞质较厚,呈褐色;周边部分细胞质较薄,呈黄色(图2-1)。有的部位可见到细胞核相互重叠的现象,这是因为肠系膜两个面上各有一层单层扁平上皮所致。

单层扁平上皮(切片)

**【切片号】** 33号。

**【标本来源】** 人腹主动脉。

**【方法】** HE染色。

**【切片观察】**

**肉眼观** 可见一管壁较厚的管状结构,凹面为内表面,另一面为外表面。

**低倍镜**　在内表面上可见一层扁平的紫蓝色细胞核，即为单层扁平上皮细胞的侧面观。由于单层扁平上皮很薄，在切片制作过程中容易剥落，所以有时某些部位观察不到单层扁平上皮。

**高倍镜**　单层扁平上皮含核的部位较厚，细胞核紫蓝色呈扁椭圆形，细胞质呈红色薄膜状，细胞界限不清(图 2-2)。

### （二）单层立方上皮

**【切片号】**　87 号。

**【标本来源】**　人甲状腺。

**【方法】**　HE 染色。

**【切片观察】**

**肉眼观**　切片上见许多红色小团块，表面有粉红色膜状结构。

**低倍镜**　可见大小不等的圆形或椭圆形腺泡，每个腺泡中央有一团红染的结构，其周边有一层染色深的结构，是单层立方上皮。

**高倍镜**　上皮细胞呈单层立方形，细胞界限比较清楚，细胞核大而圆，位于细胞中央，染成紫蓝色，细胞质染成浅红色(图 13-1，图 2-3 为脉络丛)。

### （三）单层柱状上皮

**【切片号】**　61 号。

**【标本来源】**　人胆囊。

**【方法】**　HE 染色。

**【切片观察】**

**肉眼观**　胆囊的一个面凹凸不平，有许多小突起，此为胆囊的腔面，有单层柱状上皮覆盖。

**低倍镜**　胆囊的内表面可见到许多指状突起，此为胆囊腔面的皱襞，表面有一层较深染的柱状细胞，即为单层柱状上皮。

**高倍镜**　单层柱状上皮细胞呈高柱状，细胞界限不清楚。细胞质染成淡红色，细胞核呈长椭圆形，染成紫蓝色，位于细胞近基底部。在柱状细胞的游离面，可见到厚度均匀一致的薄层红色结构，为纹状缘，即电镜下的微绒毛(图 2-4)。

### （四）假复层纤毛柱状上皮

**【切片号】**　65 号。

**【标本来源】**　人气管。

**【方法】**　HE 染色。

**【切片观察】**

**肉眼观** 可见一个环状结构,是气管的横切面。管腔的内表面有假复层纤毛柱状上皮。

**低倍镜** 靠近管腔内表面的一层结构,染色较深,即为假复层纤毛柱状上皮,上皮细胞排列密集。可见各种细胞高低不一,界限也不清楚,看起来很像复层上皮。

**高倍镜** 此上皮由四种细胞构成,所有细胞的基底面均位于基膜上,故细胞核不在同一水平上,基膜很明显,染成红色,呈线条状,上皮的游离面上可见纤毛(图2-5)。

(1) 柱状细胞:数量最多,呈柱状,细胞核椭圆形,较大,染色浅,位于细胞上部。顶端达上皮游离面,表面有密集而排列规则的纤毛。

(2) 梭形细胞:细胞呈梭形,位于柱状细胞之间,细胞核呈长椭圆形,染色较深,位于细胞中部,细胞顶端达不到上皮游离面。

(3) 杯状细胞:数量较少,位于柱状细胞之间,形似高脚酒杯,核小,呈三角形,染色很深,位于细胞中下部。胞质染色淡甚至呈空泡状。细胞顶部可达上皮游离面,但无纤毛。

(4) 锥体形细胞:位于上皮的中下部,数量较多,胞体矮呈小锥体形,核小而圆,染色较深。细胞顶端达不到上皮游离面。

由于细胞高低不等,细胞核大致排列为上、中、下三层。上层核大而椭圆染色较浅的为柱状细胞的细胞核;中层有两种核,长椭圆形的为梭形细胞的细胞核,小三角形,染色较深的为杯状细胞的细胞核;下层核小而圆,染色较深的为锥体形细胞的细胞核。

### (五) 复层扁平上皮

**【切片号】** 45 号。

**【标本来源】** 食管(狗)。

**【方法】** HE 染色。

**【切片观察】**

**肉眼观** 可见食管的横切面,管壁的内表面凹凸不平,紧贴管腔面有一层紫蓝色的部分为复层扁平上皮。

**低倍镜** 上皮细胞层数较多,大约十几层左右,基底层与结缔组织的连接面凹凸不平,呈波纹状。注意观察表面、中间和基底层结构特点。

**高倍镜** 表面有数层扁平的细胞,核呈长椭圆形,细胞排列似鱼鳞状;中间数层细胞呈多边形,体积较大,核圆形细胞界限较清楚;基底层由一层立方形或矮柱状细胞组成,细胞排列较紧密,核椭圆形,较小,染色深(图2-6)。

### （六）变移上皮（移行上皮）

**【切片号】** 71 号。

**【标本来源】** 狗膀胱。

**【方法】** HE 染色。

**【切片观察】**

**肉眼观**　找到凹凸不平的一面，即膀胱的内表面，此处可有变移上皮。

**低倍镜**　可见膀胱内表面覆盖一层染色较深的结构，就是变移上皮。上皮细胞层数较多，约有 7～8 层。

**高倍镜**　上皮表层的细胞呈大立方形或长方形，胞质嗜酸性，可见双核，此为盖细胞；中间数层细胞呈倒置的梨形或多边形；基底层为一层立方形或矮柱状细胞，细胞核圆，位于中央（图 2-7）。

## 三、作业及思考题

1. 完成实验报告（绘图）。
2. 通过观察切片，总结上皮组织的一般特点。
3. 在上皮细胞的游离面和基底面上看见哪些结构？
4. 比较复层扁平上皮和变移上皮的结构特点。
5. 描述假复层纤毛柱状上皮各种细胞的结构特点。

# 第三章　固有结缔组织

## 一、实验目的

1. 掌握疏松结缔组织中胶原纤维、弹性纤维、成纤维细胞、巨噬细胞、浆细胞、肥大细胞的光镜结构。

2. 熟悉脂肪组织、网状组织和致密结缔组织的光镜结构。

## 二、实验内容

### (一) 疏松结缔组织(铺片)

**【切片号】** 7号。

**【标本来源】** 兔皮下组织。

**【方法】** 台盼蓝活体注射,特殊染色(台盼蓝注入兔腹腔内,数日后取其腹部皮下组织,特殊染色制成)。

**【切片观察】**

**低倍镜** 选择较薄的部位(染色较浅)观察。可见纵横交错的纤维及散在分布的细胞。

**高倍镜** 镜下只能显示两种细胞和两种纤维(图3-1)。

1. 成纤维细胞　数量最多,胞体较大,星形,有突起,胞质弱嗜碱性,细胞轮廓不明显,多数细胞仅见大而椭圆的细胞核,染成浅红色。

2. 巨噬细胞　形态不一,圆形、卵圆形或不规则形,胞质丰富,内含有大小不等的蓝色颗粒,为细胞吞噬的台盼蓝颗粒。细胞核较小,圆形,染成深红色。

3. 胶原纤维　浅红色的波纹状或直形带状,交叉排列,粗细不等,有分支,染成浅红色。

4. 弹性纤维　细丝状染成紫蓝色,直形或弯曲,有分支,断端常卷曲。

### (二) 疏松结缔组织

**【切片号】** 50号。

**【标本来源】** 人空肠。

**【方法】** HE 染色。

**【切片观察】**

**肉眼观** 在空肠壁上可见染色深浅不同的分层,有突起的一面是管腔面,紫色的部分是黏膜层,红色的部分是肌层,两者之间的浅红色的区域是黏膜下层,为疏松结缔组织。

**低倍镜** 找到浅红色的部分,可见许多的纵、横、斜等不同切面的纤维束,染成浅红色,粗细不等,其间散在的紫蓝色小点为各种细胞的核。

**高倍镜** 胶原纤维束粗大,染成浅红色,排列不规则。弹性纤维不易辨认。纤维之间染成深蓝色的椭圆形或梭形的细胞核,多为成纤维细胞核;同时,还可见许多血管的切面(图 3-2)。

### (三)不规则致密结缔组织

**【切片号】** 38 号。

**【标本来源】** 人指皮。

**【方法】** HE 染色。

**【切片观察】**

**肉眼观** 可见染色深浅不同,表面染色较深为表皮,其下方浅红色的部分为真皮,由不规则致密结缔组织构成。

**低倍镜** 可见许多不同切面的胶原纤维,染成浅红色,其深层有成群分布的脂肪组织,呈空泡状(后述)。

**高倍镜** 大量被切成纵、横、斜切面的胶原纤维,排列致密而不规则,彼此交织成网,细胞较少,位于胶原纤维之间,可见椭圆或梭形的细胞核,多是成纤维细胞(图 3-3)。

### (四)脂肪组织

**【切片号】** 30 号。

**【标本来源】** 人皮下组织。

**【方法】** HE 染色。

**【切片观察】**

**肉眼观** 可见一团染色很淡的粉红色组织。

**低倍镜** 可见脂肪组织被疏松结缔组织分隔成许多脂肪小叶,小叶内成群分布的空泡状结构,即为脂肪细胞(图 3-4)。

**高倍镜** 脂肪细胞体积大,球形或被相互挤成多边形。胞质呈空泡状,是因胞质内的脂滴在制片中被溶解所致。细胞核被脂滴挤于细胞的一侧,椭圆或扁圆形,在核周围可见有少量浅红色的细胞质。结缔组织染成浅红色,内有血管及紫蓝色的细胞核，多为成纤维细胞。

### （五）网状组织

**【切片号】** 9号。

**【标本来源】** 狗淋巴结。

**【方法】** 镀银染色。

**【切片观察】**

**肉眼观** 可见一团黑色的组织，即淋巴结。周围染色深，中央部分染色较浅。

**低倍镜** 找到中央染色较浅的部分，此处细胞排列疏松，网状纤维较多。

**高倍镜** 以网状纤维构成的支架交织成网，网眼中有网状细胞、淋巴细胞等。网状纤维染成黑色，细而分支多，交织成网（图3-5）。网状细胞呈星形，其突起互相连接，核较大，呈卵圆形，染成黄色，核仁明显。

## 三、作业及思考题

1. 完成实验报告（绘图）。
2. 通过切片观察理解结缔组织的一般结构特点，并比较与上皮组织的区别。
3. 疏松结缔组织内有哪些细胞？光镜下各有何特点？
4. 疏松结缔组织与致密结缔组织有何区别？

# 第四章 血 液

## 一、实验目的

1. 掌握各种血细胞的光镜结构。
2. 了解血涂片的制作方法。

## 二、实验内容

### (一) 血涂片的制作

1. 用具 玻片两张,无菌针头一个,酒精棉球和消毒好的干棉球。

2. 操作过程

(1) 用酒精棉球消毒耳垂或指尖,稍许蒸发后用无菌针头快速扎一下,使之出血,用干棉球擦去第一滴血。

(2) 取一滴血滴在玻片一端近 2/3 处,将另一张边缘光滑的玻片一端与血滴前缘接触,血滴即沿玻片的边缘流成一条线。

(3) 使推片与载玻片形成 30°～45°的角度,迅速而均匀地向前方推进,血滴即被拉成一个血膜(图 4-1)(注意:推进速度越快,血膜越厚,速度较慢时血膜较薄)。

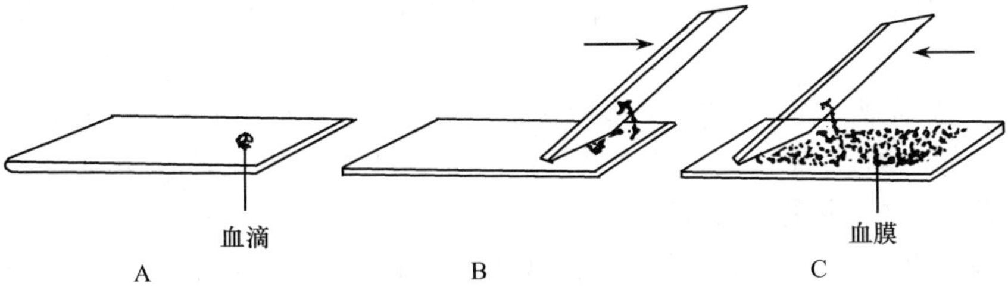


图 4-1 血液片制作法

A. 在载玻片上滴加一滴血;B. 推片沿载玻片表面向右拉,触及血滴,血滴沿推片底边散开成一条血线;C. 右手抓住推片向左侧匀速平推,倾斜 30°～45°

(4) 染色:待血膜干后,用玻璃铅笔在血膜两端画线,加 Wright 染液 3～4 滴将血膜盖住,1 分钟后加等量的缓冲液或蒸馏水稀释,摇动混合或吹匀,继续染 4～5 分钟,然后用水充分冲洗,至膜呈淡红色为止,干后即可在油镜下观察。

## （二）血涂片

**【切片号】** 5号。

**【标本来源】** 人血液。

**【方法】** 涂片，Wright或Giemsa染色。

**【切片观察】**

**肉眼观** 血涂片被染成粉红色薄膜状，选较薄而均匀的部位镜下观察。

**低倍镜** 可见视野内充满各种血细胞，大部分是无核、染成橘红色的红细胞，其间有少量体积较大的细胞是白细胞，白细胞的核染成紫蓝色。然后在高倍镜或油镜下辨认各种血细胞。因白细胞数目少，需不断移动标本，在各个视野内寻找。

**油镜**（图4-2～图4-4）

1. 红细胞　数量很多，较小，呈双凹圆盘状（细胞周边染色深，中央染色浅），染成橘红色，无核。

2. 中性粒细胞　体积比红细胞大，圆形；核深染，呈弯曲杆状或分叶，3～5叶多见，叶间有细丝相连；胞质染色淡，含有染成粉紫色的均匀的细小颗粒。

3. 嗜酸粒细胞　圆形，体积略大，核深染（紫蓝色），常分成两叶，呈“八”字形，偶见三叶核。胞质内充满粗大的均匀的染成橘红色（或深红色）的圆形颗粒。

4. 嗜碱粒细胞　数量较少，在标本上很难找到。细胞呈圆形。胞质内含有大小不等，分布不均的紫蓝色颗粒，核S形或不规则，常被紫蓝颗粒覆盖而不明显。

5. 淋巴细胞　多为小淋巴细胞，偶见大、中型淋巴细胞。小淋巴细胞与红细胞大小相似，核圆形或椭圆形，一侧常有小凹，染色质呈粗块状，染成深紫蓝色。细胞质很少，围绕核呈一窄带状，或偏向一侧染成天蓝色，还可见少量紫红色的嗜天青颗粒。

6. 单核细胞　体积最大，圆形或椭圆形，核常呈肾形、马蹄形或不规则形，多位于细胞的一侧，常见扭曲折叠现象。染色质呈细网状，染色较淡，细胞质较丰富，染成灰蓝色，内含少量嗜天青颗粒。

7. 血小板　散布在血细胞之间，常成群存在。体积小，呈梭形或不规则形。血小板周围部分呈淡蓝色为透明区，中央部分含紫色的嗜碱性颗粒，为颗粒区。

# 三、作业及思考题

1. 完成实验报告（绘图）。
2. 根据光镜观察，红细胞有哪些结构特点？
3. 根据光镜观察，将结果填入表4-1，表4-2。

**表 4-1 三种粒细胞比较**

| | 数量 | 大小 | 核形状 | 颗粒形态 | 颗粒染色 | 其他 |
|---|---|---|---|---|---|---|
| 中性粒细胞 | | | | | | |
| 嗜酸粒细胞 | | | | | | |
| 嗜碱粒细胞 | | | | | | |

**表 4-2 单核细胞与淋巴细胞比较**

| | 大小 | 核形状 | 核染色 | 胞质量 | 胞质染色 | 其他 |
|---|---|---|---|---|---|---|
| 单核细胞 | | | | | | |
| 淋巴细胞 | | | | | | |

# 第五章 软骨和骨

## 一、实验目的

1. 掌握透明软骨的光镜结构。
2. 掌握骨组织及骨的光镜结构。
3. 了解弹性软骨和纤维软骨的光镜结构。

## 二、实验内容

### (一) 透明软骨

**【切片号】** 12 号。
**【标本来源】** 人肋软骨。
**【方法】** HE 染色。
**【切片观察】**

**肉眼观** 标本呈长方形。周围有染成浅红色的软骨膜,中间染成紫蓝色的部分是软骨组织。

**低倍镜**

1. 软骨膜 为软骨周边的薄层致密结缔组织,染成粉红色。内面有小梭形的骨祖细胞。

2. 软骨组织 可见大量均质的软骨基质,浅层染成淡紫色,深层染成深紫色。其中分散有许多软骨细胞,但看不见纤维。浅层的软骨细胞小而扁,单个存在;向软骨中部,细胞逐渐增大变圆,常三五成群存在,互相挤压成半圆形,称为同源细胞群。围绕在软骨细胞周围嗜碱性强的基质是软骨囊。软骨囊由软骨的浅层向深层逐渐变得明显(图 5-1)。

**高倍镜** 软骨细胞位于软骨陷窝内,细胞核皱缩变小,呈深紫蓝色。细胞亦常收缩形成不规则形,使细胞与软骨囊之间出现人工空隙(图 5-2)。

### (二) 骨切片

**【切片号】** 15 号。
**【标本来源】** 人股骨。

【方法】 HE 染色。

【切片观察】

**肉眼观** 两块组织,略呈三角形的部分是骨干的横切面,呈长方形的部分是骨干的纵切面。

**低倍镜** 选择骨干的横切面进行观察,由外向内分为五层:

1. 骨外膜 位于骨干的外表面,由致密结缔组织构成,某些部分有脱落现象。

2. 外环骨板 较厚,在骨外膜的内侧,为数层或十几层排列整齐的环形骨板,与骨表面平行,其内含直径较小的穿通管。

3. 哈佛系统(骨单位) 此层最厚,位于外环骨板内侧。骨单位呈圆、卵圆或不规则形,大小不等。由环形的哈佛骨板同心圆围绕中央管构成(有的中央管内可见到结缔组织、血管和神经,有的因组织脱落而呈空腔)。

4. 间骨板 在骨单位之间或骨单位与内、外环骨板之间,为一些形状不规则的平形骨板。

5. 内环骨板 较薄,面向骨髓腔,仅由数层骨板构成,排列不规则并常有间断,表面附有骨小梁。骨小梁为针状突起,也是由数层骨板构成的。

6. 骨内膜 附着在骨小梁和内环骨板的表面,以及中央管和穿通管的内表面,是一层薄的结缔组织膜,由于连接不牢,常有脱落(图 5-3)。

**高倍镜**

1. 骨外膜 可分为两层。外层致密,纤维较多;内层疏松,细胞和血管丰富。

2. 骨陷窝 骨板明暗相间,其间可见梭形小腔为骨陷窝,骨细胞的胞体在骨陷窝内,但大部分细胞已经萎缩,只能看到染成蓝色的核,有的细胞已经脱落(图 5-4)。

### (三)骨磨片

【切片号】 16 号。

【标本来源】 人股骨。

【方法】 磨片,大丽紫浸染。

【切片观察】

**肉眼观** 可见一块紫色的组织,其内可见深色的小点。

**低倍镜** 可见许多骨单位的横切面以及其间的间骨板。中央管内充满紫色的染料。骨陷窝呈不规则的梭形,围绕中央管呈卫星状排列成数层。骨陷窝内也充满紫色的染料。

**高倍镜** 见梭形的骨陷窝向周围发出许多细丝状的结构,即骨小管,被染成紫色,为骨细胞突起所在的腔隙,相邻骨陷窝之间的骨小管彼此相通。在每个骨单位表面,有折光性较强的黏合线,骨小管一般在此终止(图 5-5)。

## 三、作业及思考题

1. 完成实验报告(绘图)。
2. 简述透明软骨的结构。
3. 三种软骨有哪些相同点？有哪些不同点？
4. 简述长骨的结构。

# 第六章　肌　组　织

## 一、实验目的

1. 掌握三种肌组织的光镜结构。
2. 了解肌肉的构造。

## 二、实验内容

### （一）骨骼肌

**【切片号】** 19 号。
**【标本来源】** 人骨骼肌。
**【方法】** HE 染色。
**【切片观察】**

**肉眼观** 标本上长条形者为骨骼肌的纵切面，圆形者为骨骼肌的横切面。

**低倍镜** 纵切面标本中可见长带状的骨骼肌纤维平行排列。横切面的骨骼肌纤维呈圆形或多边形，胞质染成粉红色。每个肌纤维周围有少量结缔组织包绕，称肌内膜。几十个乃至上百个肌纤维组成一个肌束，外包结缔组织称肌束膜。

**高倍镜** 在纵切面上找一条清楚的肌纤维进行观察（图 6-1），可见肌纤维的两侧缘有肌膜，紧贴肌膜的内面有多个椭圆形的细胞核。肌质内充满纵行排列的肌原纤维，把光线调暗在肌原纤维上可以看到明暗相间的横纹。在横切面的肌纤维胞质内，肌原纤维呈深红色点状，被肌质分隔成许多小区，细胞核圆形，位于肌膜内侧（图 6-2）。

### （二）心肌

**【切片号】** 20 号。
**【标本来源】** 人心肌。
**【方法】** HE 染色。
**【切片观察】**

**低倍镜** 由于心肌在心脏的排列的方向有纵行、环行、斜行，因此在切片中可见心肌纤维的各种切面。长条形者为纵切面，圆形或不规则形者为横切面，介于二者之间的为斜切面。

**高倍镜** 观察纵切面,心肌纤维呈短柱状,有分支,互相连接成网。胞质嗜酸性,染成红色。心肌纤维有横纹,但不如骨骼肌明显。在一定距离上有与肌纤维垂直的深红色粗线,这就是闰盘。核呈椭圆形,1 ~2 个,较大染色浅,位于中央(图 6-3)。横切面上可见肌丝束靠近周边呈辐射状排列,为红色点状。细胞核位于中央,大部分肌纤维未切到核。心肌纤维之间有少量结缔组织和丰富的毛细血管(图 6-4)。

### (三) 平滑肌

**【切片号】** 47 号。

**【标本来源】** 人的胃底。

**【方法】** HE 染色。

**【切片观察】**

**肉眼观** 肉眼观察胃壁大体上分三层,其中染色最红的一层是平滑肌。

**低倍镜** 观察染成红色的平滑肌层,可以看到许多长梭形的细胞,是平滑肌的纵切面,有些地方可见许多大小不等的圆形或被挤压成多边形断面,部分含有细胞核,这就是平滑肌的横切面。

**高倍镜** 纵切面上平滑肌纤维呈长梭形,胞质嗜酸性,染成红色,无横纹。核呈长椭圆形或杆状,位于细胞中央(图 6-5)。横断面上平滑肌纤维大小不等。经细胞中部的切面较大,其中含有圆形的细胞核,经细胞两端的切面较小,不含核。平滑肌纤维之间有少量结缔组织和血管(图 6-6)。

### (四) 骨骼肌(示教)

**【标本来源】** 人骨骼肌。

**【方法】** 铁苏木精染色。

**【切片观察】**

**镜下观** 骨骼肌纤维呈纵切面,染成蓝黑色,横纹清楚可见,调节小螺旋可以看到明带中的 Z 线和暗带中的 H 带。

### (五) 心肌(示教)

**【标本来源】** 人心肌。

**【方法】** 铁苏木精染色。

**【切片观察】**

**镜下观** 可见许多纵切的肌纤维上有横纹及闰盘。闰盘被染成蓝黑色,呈粗的直线状或阶梯状。

# 三、作业及思考题

1. 完成实验报告(绘图)。
2. 观察三种肌组织光镜结构,填入表6-1。

**表6-1 三种肌组织光镜结构的比较**

| 比较项目 | | 骨骼肌 | 心肌 | 平滑肌 |
|---|---|---|---|---|
| 细胞外形 | | | | |
| 细胞核 | 核外形 | | | |
| | 核数量 | | | |
| | 核位置 | | | |
| 细胞质 | 肌原纤维 | | | |
| | 横纹 | | | |
| | 闰盘 | | | |
| 图 | 纵切面 | | | |
| | 横切面 | | | |

3. 光镜下的明带和暗带在电镜下各是什么结构?在肌肉收缩与舒张时各有什么变化?

4. 什么是闰盘?电镜下闰盘结构是怎样的?

# 第七章　神经组织

## 一、实验目的

1. 掌握神经元的光镜结构特点。
2. 掌握有髓神经纤维的光镜结构。
3. 通过示教了解化学性突触的光镜结构。
4. 了解神经胶质细胞的分类及光镜下的结构特点。
5. 了解几种主要神经末梢的结构特点。

## 二、实验内容

### （一）神经元

**【切片号】** 22号。
**【标本来源】** 猫脊髓。
**【方法】** HE染色。
**【切片观察】**

**肉眼观**　在脊髓横断面中央部分可看到呈“H”形染色较暗的区域，为脊髓的灰质。灰质的一端比较宽大为前角，另一端比较窄小为后角（图7-1）。将前角置于低倍镜下观察。

**低倍镜**　前角，可以看到许多大的多角形细胞，是前角运动神经元，用高倍镜观察。

**高倍镜**　神经元的胞体呈多角形，胞质内充满紫蓝色的小块状或颗粒状结构为尼氏体，又称嗜染质。细胞核很大，圆形、位于中央，核内异染色质较少，染色淡，核仁明显。细胞的突起多被横切。树突内可以看到尼氏体。轴突的起始部呈圆锥形，叫轴丘。轴突内均无尼氏体（图7-2）。

### （二）有髓神经纤维及周围神经

**【切片号】** 23号。
**【标本来源】** 人坐骨神经。
**【方法】** HE染色。

**【切片观察】**

**肉眼观**　标本内长条形的部分为坐骨神经的纵切面,圆形的部分为其横切面。

**低倍镜**　观察横切面。结缔组织伸入里面把神经纤维分成很多束,包着每个神经束的结缔组织,叫神经束膜。在神经束内,神经纤维之间的结缔组织是神经内膜。

**高倍镜**　神经纤维横切面呈圆形,中央的浅蓝色的小点是轴突。轴突周围是髓鞘,呈网状或放射状,染色浅。髓鞘外面粉红色的细线围成一圈是神经膜。有的膜内可见椭圆形的神经膜细胞核(图 7-3)。纵切面上,神经纤维呈长条状平行排列。神经纤维中央染成蓝色的一条线是轴突。轴突周围明亮处呈网状结构的为髓鞘。髓鞘外面的粉红色线条是神经膜,其核呈椭圆形。神经纤维上隔一定距离有一缩窄部,是郎飞结(图 7-4)。

### (三) 触觉小体及环层小体

**【切片号】**　38 号。

**【标本来源】**　人指皮。

**【方法】**　HE 染色。

**【切片观察】**

1. 触觉小体

**低倍镜**　指皮的表面为角化的复层扁平上皮,上皮下方的结缔组织为真皮,结缔组织向上突出,形成许多乳头,叫真皮乳头。有的乳头内有卵圆形的结构,就是触觉小体(图 7-5)。

**高倍镜**　触觉小体外面包有结缔组织的被囊,囊内有横行排列的扁平细胞,即触觉细胞。

2. 环层小体

**低倍镜**　在皮肤深层或与皮下组织交界处,可以看到一些大的圆形或卵圆形的环层结构,染色很淡就是环层小体(图 7-6)。

**高倍镜**　环层小体的中央为无结构的圆柱体,染成粉红色,它的外面包绕着很多层同心圆排列的扁平被囊细胞,染色稍淡。最外面环绕着薄层结缔组织。

## 三、作业及思考题

1. 完成实验报告(绘图)。
2. 神经元有何特点?
3. 叙述有髓神经纤维的光镜结构。
4. 叙述突触的光镜与电镜结构。

5. 神经胶质细胞有几种？分别描述其形态特点。

6. 神经末梢有几种？分别叙述它们的形态结构与功能。

7. 分清下面易混淆的概念：

（1）神经纤维与神经原纤维。

（2）神经膜与神经内膜。

（3）神经膜与神经膜细胞。

（4）神经组织与神经。

8. 比较神经元树突和轴突的结构特点，填入表 7-1。

**表 7-1 比较神经元树突和轴突的结构特点**

| 名称 | 数目 | 形状 | 分支 | 轴丘 | 尼氏体 | 功能 |
|---|---|---|---|---|---|---|
| 树突 | | | | | | |
| 轴突 | | | | | | |

# 第八章 神经系统

## 一、实验目的

1. 熟悉大脑、小脑的光镜结构。
2. 了解脊髓、脊神经节、交感神经节的光镜结构。

## 二、实验内容

### (一) 大脑

**【切片号】** 90号。
**【标本来源】** 人的大脑中央前后回。
**【方法】** HE染色。
**【切片观察】**

**肉眼观** 标本的中央有一沟,即中央沟。沟的一侧为中央前回,另一侧为中央后回。

**低倍镜**

1. 脑膜 在大脑中央沟内以及紧贴大脑皮质的表面有一层疏松结缔组织,内含丰富的血管,表面被覆以单层扁平上皮,即为软脑膜(图8-1)。此片看不到蛛网膜与硬膜。

2. 皮质 软脑膜的深面是皮质,是由神经细胞、神经胶质细胞和神经纤维构成。根据神经元的形态及分布疏密,可将皮质由浅至深分为六层,从中央沟向两侧观察:

(1) 分子层:位于皮质最表层。神经细胞少而小,排列稀疏,染色淡。主要是水平细胞和星形细胞(只能看到细胞核)。

(2) 外颗粒层:神经细胞小而密集,主要由星形细胞和少量小锥体细胞组成。其中小锥体细胞的形态较清楚,胞体呈锥体形。

(3) 外锥体细胞层:为很厚的一层,神经细胞排列较稀疏,主要由小、中型锥体细胞组成。

(4) 内颗粒层:由许多颗粒细胞和少量锥体细胞组成,该层薄,细胞排列较密集。中央前回缺乏内颗粒层。

（5）内锥体细胞层：主要由中型和大型锥体细胞组成。在中央前回含有巨大的锥体细胞，叫 Betz 细胞。

（6）多形细胞层：细胞小大不等，形态多样。以梭形细胞为主，还有锥体细胞和颗粒细胞。

3. 髓质　位于皮质的深层，由神经纤维和神经胶质细胞组成。神经纤维排列较整齐，纤维之间的紫蓝色细胞核即为神经胶质细胞核。

## （二）小脑

**【切片号】** 93 号。

**【标本来源】** 人小脑。

**【方法】** HE 染色。

**【切片观察】**

**肉眼观**　小脑表面也有沟与回。沟的两侧染色较深的部分为小脑皮质，深层为髓质。

**低倍镜**　从小脑沟向两侧看，皮质可以分为三层（图 8-2）：

1. 分子层　较厚，染色浅，神经细胞少、排列疏松。

2. 浦肯野细胞层（梨状神经元层）　在分子层的深面，由一排大的浦肯野细胞构成。

3. 颗粒层　染色深、呈紫蓝色。细胞密集，主要由大量的颗粒细胞和少数的高尔基细胞组成。

**高倍镜**　分子层神经细胞的核为圆形，可看到核仁。其中星形细胞位于分子层浅层，篮状细胞的核稍大，位于分子层的深层。浦肯野细胞的胞体全呈梨形，胞质粉红色，核大圆形、染色淡，核仁明显，有的未切到核。在细胞顶端可见树突及其分支，轴突不易见到。颗粒细胞核小而圆，染色深。高尔基细胞很少，位于颗粒层浅层，核大、染色淡，周围常可看到少量细胞质。在颗粒层细胞之间有染成红色的小团块，为小脑小球。髓质染色浅，由神经纤维和神经胶质细胞构成。

## （三）脊髓

**【切片号】** 22 号。

**【标本来源】** 人脊髓。

**【方法】** HE 染色。

**【切片观察】**

**肉眼观**　脊髓包括灰质和白质两部分。灰质在中央，染色深，呈“H”形；白质在外围，染色浅。

**低倍镜**　脊髓中央有一中央管，由室管膜上皮围成。中央管周围为灰质，灰质分前角和后角,在胸段还有侧角。前角内含有大而多突的运动神经元。后角比前角细而长,内含小的多极神经元(联合神经元)。侧角中主要是较小的多极神经元,为交感神经系统的节前神经元。

## 三、作业及思考题

1. 完成实验报告(绘图)。
2. 大脑皮质分几层?由哪些神经元构成?
3. 小脑皮质由哪些神经元构成?有哪些纤维出入小脑?它们之间是怎样联系的?
4. 脊神经节与交感神经节在结构上有何异同?功能上有何不同?

# 第九章 眼 和 耳

## 一、实 验 目 的

1. 掌握眼球壁各层和屈光装置的光镜结构。
2. 掌握螺旋器、壶腹嵴和位觉斑的光镜结构。
3. 了解眼睑的光镜结构。

## 二、实 验 内 容

### (一) 眼球

**【切片号】** 97 号。
**【标本来源】** 人眼球(水平切面)。
**【方法】** HE 染色。
**【切片观察】**

**肉眼观** 辨认眼球各部。前端稍稍突出的部分为角膜,染成粉红色。眼球壁外层染成深红色的厚层为巩膜,后端有视神经穿出。紧贴巩膜内面的黑色薄膜为脉络膜。脉络膜内面为视网膜,染成蓝色。脉络膜的前方呈三角形增厚的部分是睫状体。再向前到角膜后缘处,形成分隔前后房的环状膜就是虹膜。虹膜中央的孔即为瞳孔。瞳孔后面染成红色的椭圆形结构即为晶状体。角膜与虹膜之间为前房。虹膜后面与玻璃体前面的空间为后房。玻璃体和房水在制片过程中未能保存,仅留下空腔。

**低倍镜**(图 9-1 ~ 图 9-3)

1. 角膜由前向后可分出五层结构

(1) 角膜上皮:是未角化的复层扁平上皮,有 5 ~ 6 层细胞,基部平整,基层细胞无色素。

(2) 前界层:在角膜上皮内侧,是一层透明的均质膜,染成粉红色。

(3) 固有层:很厚,由许多层平行排列的粗细一致的胶原纤维束构成。各层之间有扁平的成纤维细胞,没有血管。

(4) 后界层:是一层透明的均质膜,比前界层薄。

(5) 角膜内皮:是单层扁平上皮。

2. 巩膜 位于角膜的后外方，由致密结缔组织构成。纤维粗大，交错排列，含有血管，故不透明，巩膜前面有球结膜的复层扁平上皮和结缔组织遮盖。

3. 角膜缘 为角膜与巩膜相连接的地方。巩膜向前内方突出形成巩膜距。其前方借锥体形的小梁网与后界层相连，小梁网的间隙衬有内皮，小梁网外侧的管腔覆盖一层内皮为巩膜静脉窦，与巩膜内血管相通。

4. 虹膜从前向后可分出三层结构：

（1）前缘层：为一层不连续的扁平细胞，由成纤维细胞和色素细胞构成。

（2）虹膜基质：为疏松结缔组织，含有许多星形的色素细胞和血管。

（3）上皮层：为两层细胞，是视网膜虹膜部。前层细胞为小立方形，分化出环行的瞳孔括约肌，位于瞳孔缘处，被横切成一条；还分化出一薄层瞳孔开大肌，紧贴前层存在。前层细胞仅在核周围有少量色素颗粒；而后层（内层）细胞为大立方形，充满着色素颗粒而呈黑色。

5. 睫状体 切面呈三角形，前面与虹膜根部相连，后尖端与脉络膜相续。

（1）外层为睫状肌层是平滑肌，起始于巩膜距，纤维走行自外向内分为纵行、放射状和环行三种类。

（2）中层为血管层，是富含血管和色素细胞的结缔组织。

（3）内层为上皮层，由两层立方形细胞构成，其外层细胞含有色素颗粒，内表面细胞不含色素。这两层细胞都是视网膜延伸而来，故又叫视网膜睫状体部。睫状体与晶状体之间可见有线条状的睫状小带，染成粉红色。

6. 晶状体 位于虹膜后方，是一个染成红色的椭圆形，表面有一层均质较厚的膜是晶状体囊。染成粉红色。在晶状体的前面，囊的下方有一层立方上皮，是晶状体上皮，它在晶状体赤道部变成长柱状，再变成晶状体纤维向晶状体内迁移，以增大晶状体。晶状体中心部细胞核消失，纤维界限不清而成致密的一团，染成深红色，是晶状体核。

7. 脉络膜 为疏松结缔组织，含有许多色素细胞和毛细血管。在脉络膜与视网膜之间有一层透明均质的薄膜，染成粉红色，是玻璃膜。

8. 视网膜细胞呈层状排列，由外向内可分出四层：

（1）色素上皮层：贴在脉络膜内方，为单层矮柱状细胞，核圆形，胞质内含有棕黄色的色素颗粒。

（2）视细胞层（外核层）：由视锥和视杆细胞胞体聚集而成，细胞核小而圆，密集成一层。

（3）双极细胞层（内核层）：由双极细胞和放射状胶质细胞的胞体构成。此层比视细胞层薄，核也密集，但细胞较大、较少。

（4）节细胞层：由节细胞体构成，细胞体大而圆，排列稀疏；核也大而圆，核仁清楚。

9. 视神经乳头(视盘)　在节细胞轴突穿过巩膜筛板的地方,神经纤维集中形成的圆形隆起就是视神经乳头。此处视网膜没有神经细胞成分,不能感光,故又叫盲点。视神经周围有脑膜包围,中央有血管穿过(图 9-4)。

10. 玻璃体　位于晶状体之后,由透明的胶状体构成。因制片过程中流失,请看示教。

**高倍镜**　重点观察角膜、角膜缘、虹膜、睫状体、脉络膜和视网膜的微细结构。

## (二) 黄斑(示教)

**【标本来源】**　人眼球。

**【方法】**　HE 染色。

**【切片观察】**

**镜下观**　黄斑位于正对瞳孔的视网膜上。此处视网膜凹陷形成的小凹叫中央凹(图 9-5)。凹底由色素上皮和视锥细胞构成;是视网膜最薄的地方。双极细胞和节细胞都向周围倾斜,形成中央凹底。

## (三) 眼睑

**【切片号】**　98 号。

**【标本来源】**　人眼睑(矢状切面)。

**【方法】**　HE 染色。

**【切片观察】**

**低倍镜**　由外表面向内依次观察可分五层(图 9-6):

1. 皮肤　较薄,真皮内含有细毛、皮脂腺和汗腺。睑缘部毛增粗变长为睫毛。睫毛旁的皮脂腺是睑缘腺(也叫 Zeis 腺),其附近较大的汗腺是睫腺(也叫 Moll 腺)。

2. 皮下组织　为薄层疏松结缔组织,脂肪细胞较少或者没有。

3. 肌层　可见粗大骨骼肌束的横切面,为眼轮匝肌。其上方纵行的骨骼肌肌束为提上睑肌,其深面的小平滑肌束为上睑板肌(睑肌),有时可见到。

4. 纤维层　主要是由致密结缔组织构成的睑板。内有睑板腺,是大的皮脂腺。其导管为复层扁平上皮,染色深,开口于睑缘。睑板上方的浆液腺是副泪腺。

5. 睑结膜　最内侧是薄层黏膜,上皮为复层柱状上皮,有杯状细胞。固有层是由薄层疏松结缔组织构成的。上皮睑缘处移行于表皮。

## (四) 内耳

**【切片号】**　100 号。

**【标本来源】**　豚鼠耳蜗。

【方法】　HE 染色。

【切片观察】

**低倍镜**　找到耳蜗,可见锥体形蜗轴在中央,两侧有耳蜗管的横切面(图 9-7)。

1. 蜗轴　由骨组织构成,其中有蜗神经和螺旋神经节。节内神经细胞大而密集,染色深。

2. 骨蜗管　分三部分,上部为前庭阶,下部为鼓室阶,中部呈三角形者为膜蜗管。膜蜗管上壁为前庭膜,外壁为血管纹,下壁为骨性螺旋板和基底膜。

**高倍镜**

1. 膜蜗管(图 9-8)

(1) 前庭膜:上下两侧覆盖单层扁平上皮,中间是薄层结缔组织。

(2) 血管纹:是盖在外壁表面上的复层柱状上皮。上皮内有毛细血管,上皮下方为螺旋韧带,是增厚的骨膜形成的。

(3) 基底膜:从骨性螺旋板至螺旋韧带之间的薄膜,膜上方有螺旋器。基底膜内含有听弦,是放射状排列的胶原样细丝束。膜下面为单层扁平上皮,与鼓室阶上皮连续。

2. 螺旋器(图 9-9)　在中央部可见细而高的内、外柱状细胞构成的三角形支架,染色较深,夹有三角形小腔,称为内隧道。柱细胞的核圆,位于基底部。在内柱细胞的内侧上方为内毛细胞呈短柱状,游离面有纤毛,下方有柱状的内指细胞支托。在外柱细胞的外侧,也有上下两列细胞,每列有 3 ~ 4 个细胞,下列为外指细胞,上列为外毛细胞。

由前庭唇上皮向蜗管内伸入的一片胶质膜,盖在螺旋器上面,称为盖膜。由于制片过程中收缩,常远离毛细胞,甚至反折。

### (五) 位觉斑(示教)

【标本来源】　豚鼠内耳。

【方法】　HE 染色。

【切片观察】

**镜下观**　位觉斑是椭圆囊斑和球囊斑的总称,是椭圆囊和球囊壁局部增厚形成的。上皮呈高柱状,上皮表面盖有一层胶状的耳石膜(位砂膜),其上面附着一层染色较深、呈粗粒状的耳石(位砂)。上皮中可分出两种细胞。上层为毛细胞,形似烧瓶,核大而圆,顶部有静纤毛伸入耳石膜内。下层是柱状的支持细胞。上皮下面的固有层也稍增厚,内有神经通过。

### (六) 壶腹嵴(示教)

【标本来源】　豚鼠内耳壶腹。

**【方法】** HE 染色。

**【切片观察】**

**镜下观** 结构与位觉斑大致相同,只是上皮较高,上皮表面有圆顶状的壶腹帽。壶腹帽是胶状物质。上皮也是由毛细胞和支持细胞构成的。毛细胞的动纤毛和静纤毛长,都伸入壶腹帽中,局部固有层也增厚,有神经通过。

## 三、作业及思考题

1. 完成实验报告(绘图)。
2. 眼球壁各层的微细结构如何?
3. 眼球内光波的通过路线如何?产生视觉冲动后,视网膜各层细胞间怎样传导?
4. 你能结合眼球结构,了解房水循环的途径吗?
5. 螺旋器的结构与其功能关系如何?

# 第十章 循环系统

人体各器官都是由基本组织构成的。根据器官的形态及结构大致可分为管腔性器官和实质性器官两种类型。管腔性器官如血管、消化管等,其管壁结构应从管腔的内面向外逐层观察;实质性器官如肝、脾等,表面多有被膜,应从器官的表面向实质依次观察。

## 一、实验目的

1. 掌握毛细血管的光镜结构。
2. 掌握大、中、小动脉的结构特点。
3. 掌握心脏的结构。
4. 了解静脉的一般结构特点。

## 二、实验内容

### (一) 中动脉和中静脉

**【切片号】** 31 号。
**【标本来源】** 人股动、静脉。
**【方法】** HE 染色。

中动脉

**【切片观察】**

**肉眼观** 切面上腔小而圆者为动脉,腔大而不规则且壁薄者为静脉。

**低倍镜** 先找到内弹性膜,内弹性膜为一层染成亮粉色的膜,呈波纹状走行。其下方为中膜与外膜(图 10-1)。

**高倍镜** 从内向外逐层详细观察(图 10-2):

1. 内膜

(1) 内皮:单层扁平上皮,位于管腔最内面,可见一层呈蓝紫色的细胞核略向腔内突出,胞质不清楚。有的地方内皮已脱落。

(2) 内皮下层:较薄,为少量结缔组织。

(3) 内弹性膜:为一层呈波纹状走行亮粉色的膜。

2. 中膜　最厚,由 10～40 层环行平滑肌构成,排列紧密,平滑肌纤维间夹杂着少量弹性纤维和胶原纤维。在中膜与外膜交界处可见一些亮粉色大小不等的点状或不规则的结构,为外弹性膜。

3. 外膜　为结缔组织,其中有小血管和神经束。

中静脉

**【切片观察】**

**低倍镜**　管壁薄,管腔不规则。

1. 内膜　薄,内弹性膜不明显或无。只有内皮和内皮下层。
2. 中膜　薄,为稀疏的环行平滑肌束,肌束间有结缔组织。
3. 外膜　比中膜厚,由结缔组织构成,没有外弹性膜,有时可见纵行平滑肌。

## (二) 大动脉和大静脉

**【切片号】**　33 号。

**【标本来源】**　人腹主动脉及下腔静脉。

**【方法】**　HE 染色。

大动脉

**【切片观察】**

**肉眼观**　切片呈管状或条状。

**低倍镜**　三层膜分界不明显,大致区分为内膜、中膜、外膜(图 10-3)。

1. 内膜　色淡

(1) 内皮:为单层扁平上皮。

(2) 内皮下层:较厚,除胶原纤维、弹性纤维外,有时可看到纵走的平滑肌小束,被横切。

(3) 内弹性膜:内弹性膜为几层弹性膜组织,与中膜的弹性膜相连,两者没有明显界限。

2. 中膜　最厚,为 40～70 层发亮的呈波纹状走行的弹性膜,在弹性膜之间有平滑肌和少量的胶原纤维和弹性纤维。

3. 外膜　薄、染色浅,由结缔组织构成含有神经和血管,外弹性膜不明显。

大静脉

**【切片观察】**

**低倍镜**

1. 内膜　最薄,可看到内皮和少量的结缔组织。

2. 中膜　很薄,由几层疏松的环行平滑肌组成,有的没有平滑肌。

3. 外膜　含有较多的纵行平滑肌束、弹性纤维和结缔组织。

### (三) 小动脉和小静脉

**【切片号】** 35 号。

**【标本来源】** 狗心脏。

**【方法】** HE 染色。

**【切片观察】**

**低倍镜**　在心脏外膜的结缔组织中,找到伴行的小动脉和小静脉,管腔小而圆,壁较厚的为小动脉。腔大而不规则,壁薄的为小静脉。

**高倍镜**

1. 小动脉

(1) 内膜:内皮细胞核突向管腔,内弹性膜紧贴内皮(口径小的小动脉没有明显的内弹性膜)。

(2) 中膜:由 2 ~3 层环行平滑肌构成。

(3) 外膜:由少量结缔组织构成,与周围结缔组织无明显界限。

2. 小静脉　腔大壁薄,常含有血液。内膜由内皮及其外方少量结缔组织构成。有的中膜可见 1 ~2 层疏散的平滑肌。外膜甚薄。

### (四) 心脏

**【切片号】** 35 号。

**【标本来源】** 狗心脏。

**【方法】** HE 染色。

**【切片观察】**

**肉眼观**　厚的部分为心室,薄的部分为心房,两者之间的突起状结构为心瓣膜。

**低倍镜**　分别观察心房、心室及心瓣膜结构(图 10-4)。

由内向外依次为:

1. 心内膜(图 10-5)

(1) 内皮:位于心脏内面,为单层扁平上皮。

(2) 内皮下层:为一薄层较细密的结缔组织,可含少量平滑肌。

(3) 心内膜下层:由疏松结缔组织构成,内有血管、神经和束细胞。心房的心内膜比心室的心内膜略厚。

2. 心肌膜　较厚。由心肌和少量结缔组织构成。在心肌之间含有丰富的毛细血管。心室肌明显厚于心房肌。

3. 心外膜　为浆膜,外膜的表面是一层间皮(即单层扁平上皮),间皮下为薄层结缔组织。

心骨骼　它与心瓣膜相连。位于心房心室交界处,为致密的结缔组织。心房和心室的肌肉分别附着于心骨骼上。

心瓣膜　由心内膜向腔内折叠形成的结构,两面盖有内皮,中间为致密结缔组织。

**高倍镜**

1. 心内膜　内皮、内皮下层与血管壁结构相似。着重观察心内膜下层,其中有不同切面的浦肯野纤维(束细胞),束细胞是一种特殊分化的心肌细胞,比心肌细胞粗大,核也大,位于细胞中央,染色淡。

2. 心肌膜　可见不同断面的心肌纤维。心肌纤维间有少量结缔组织,在其中可见不同切面的毛细血管。

## 三、作业及思考题

1. 完成实验报告(绘图)。
2. 比较大、中动脉的区别,填入表10-1。

**表10-1　比较大动脉和中动脉的光镜结构特点**

| | | 大动脉 | 中动脉 |
|---|---|---|---|
| 内膜 | 内皮 | | |
| | 内皮下层 | | |
| | 内弹性膜 | | |
| 中膜 | | | |
| 外膜 | 外弹性膜 | | |
| | 结缔组织 | | |
| 绘图 | | | |

3. 比较动脉与静脉的区别,填入表 10-2。

**表 10-2　比较动、静脉光镜结构特点**

| | 动脉 | 静脉 |
|---|---|---|
| 管径 | | |
| 管壁 | | |
| 管腔 | | |
| 三层膜 | | |
| 弹性组织 | | |
| 静脉瓣 | | |

4. 观察确认心脏的结构特点。
5. 观察毛细血管的光镜结构。

# 第十一章 皮 肤

## 一、实验目的

1. 掌握表皮和真皮的结构。
2. 熟悉汗腺的结构。
3. 了解皮脂腺、毛发、立毛肌的结构。

## 二、实验内容

### (一) 无毛皮

**【切片号】** 38 号。
**【标本来源】** 人指皮。
**【方法】** HE 染色。
**【切片观察】**

**低倍镜** 染色较深部分是表皮,其下方染色较浅部分是真皮和皮下组织(图 11-1)。

1. 表皮 为角化的复层扁平上皮,基底部凹凸不平。由表皮的基底部向浅层观察,可区分出五层。基底层为邻近真皮的一层矮柱状细胞,细胞排列整齐;棘层是位于基底层浅面的多层多边形细胞;颗粒层由 2～3 层梭形细胞构成,由于细胞质内含有角质颗粒,染成深蓝色,明显可辨;透明层位于颗粒层浅面,为均质状结构,染成粉红色,很薄可能看不清楚;角质层由数十层角化细胞构成,较厚,染成粉红色,其中可见连续成串的小腔隙,为螺旋状走行的汗腺导管的断面。

2. 真皮 由致密结缔组织构成。

(1) 乳头层:是表皮下方的薄层结缔组织,染色稍浅,纤维细密。向表皮下面突出的部分叫乳头,其中可见毛细血管和触觉小体(图 11-3)。

(2) 网织层:较厚,在乳头层的深部,与乳头层无明显分界。纤维粗大成束,交织成网。在网织层中可见汗腺的分泌部和导管部。汗腺分泌部盘曲成团,故在切片中成群存在。在网织层的深层可见环层小体(图 11-4)。

**高倍镜**

1. 表皮(图 11-2)

(1) 基底层:细胞呈矮柱状,基膜不清,核椭圆形,胞质少,嗜碱性,故染成紫红色。

(2) 棘层:细胞较大,多边形。核圆,位于细胞中央。胞质丰富,弱嗜碱性,染成浅紫红色。暗视野可见细胞间的棘状突起,互相连接,故称棘细胞。

(3) 颗粒层:由 2 ~3 层扁平细胞构成。细胞在切面上呈梭形,胞质中有许多透明角质颗粒,为强嗜碱性,故被染成深蓝色,而核染色甚浅。

(4) 透明层:甚薄,细胞甚扁,界限不清,均质红染,核固缩或消失。

(5) 角质层:细胞扁平,界限不清,胞质中嗜酸性角蛋白染成粉红色,均质状,核消失。

2. 汗腺

(1) 分泌部:腺腔较大,腺细胞呈锥形,着色较浅。腺上皮和基膜间有梭形的肌上皮细胞,染成深红色。

(2) 导管部:由两层立方细胞围成,细胞小而色深,管腔也甚小。从分泌部起始,直穿真皮达表皮。

## (二) 有毛皮

**【切片号】** 39 号。

**【标本来源】** 人头皮。

**【方法】** HE 染色。

**【切片观察】**

**肉眼观** 表皮较薄,可见呈棕黑色的毛发。

**低倍镜**(图 11-5)

1. 表皮 角化的复层扁平上皮,角质层较薄,透明层和颗粒层都不明显,棘层、基底层清楚可见。

2. 真皮 较厚。

(1) 毛发:由数层角化细胞构成,含有黑色素。露在皮肤外面的部分是毛干,在制片过程中有的毛干已脱落。毛根是位于皮肤内的部分,呈棕黄色。毛囊包裹着毛根,内层由多层上皮细胞构成,为上皮性毛囊,也叫做上皮根鞘。其中,内根鞘是紧贴毛根部的几层细胞,是由毛母基向上增殖分化形成的,因含有角质而染成红色;其周围的外根鞘,由数层多边形细胞构成,下起自毛球,上连到表皮。毛囊外层是结缔组织毛囊,也叫做结缔组织鞘,与真皮结缔组织相连。毛根和毛囊末端膨大,称为毛球。毛球底部凹陷,内有结缔组织,称毛乳头,含有血管和神经(图 11-6)。

(2) 立毛肌:一束斜行的平滑肌,位于毛根和表皮构成的钝角侧,一端附于毛囊,另一端止于真皮浅部。由于切面关系,往往只看到被切断的肌纤维。

(3) 皮脂腺:位于毛囊的一侧,夹在毛囊和立毛肌之间。分泌部呈泡状,染色浅。导管短,与毛囊相连。

**高倍镜** 着重观察皮脂腺和毛球。

1. 皮脂腺分泌部　腺体外层的细胞小,呈立方形,染色较深,称为基细胞。中央的细胞较大,呈多边形,胞质染色浅,含有大量脂滴;核位于中央,较小,呈固缩状态。

2. 皮脂腺导管　由复层扁平上皮构成。

3. 毛球　其底部围绕毛乳头的矮柱状上皮叫毛母基。毛母基细胞之间的黑色素细胞呈星形散在,其胞质中有黑色素颗粒。

## 三、作业及思考题

1. 完成实验报告(绘图)。
2. 表皮分几层?各层结构特点如何?
3. 皮肤有哪些附属器官?存在何处?结构特点如何?
4. 镜下比较手指皮与头皮在结构上的异同?

# 第十二章 免疫系统

## 一、实验目的

1. 掌握胸腺、淋巴结、脾脏光镜结构,并比较其结构上的异同点。
2. 了解腭扁桃体的光镜结构。

## 二、实验内容

### (一) 胸腺

**【切片号】** 88 号。
**【标本来源】** 幼儿胸腺。
**【方法】** HE 染色。
**【切片观察】**

**肉眼观** 可见胸腺内有大小不等的块状结构,为胸腺小叶。

**低倍镜**

1. 被膜 在腺体的最表面有薄层结缔组织,可深入实质形成小叶间隔,将胸腺实质分成许多不完整的小叶,每一小叶的周围染色深为皮质,中央染色浅为髓质。

2. 胸腺小叶

(1) 皮质 由淋巴细胞和胸腺上皮性网状细胞构成。淋巴细胞排列密集,胸腺上皮细胞数量较少,故皮质染色较深(图 12-1)。

(2) 髓质 因上皮性网状细胞多,淋巴细胞少,故髓质着色较浅。各小叶的髓质互相连通。注意观察髓质中的特殊结构及其形状,找到后换高倍镜观察。

**高倍镜** 在皮质与髓质中均可见到上皮性网状细胞,有突起,核椭圆形较大,着色浅。胸腺小体呈圆形或不规则形、大小不一,是由多层扁平的上皮性网状细胞呈同心圆排列而成;周围的细胞界限和细胞核都清晰,中央的细胞呈玻璃样变性,染成红色,结构不清,核消失,有时可见轻度的钙化现象,染成蓝色的小块。胸腺小体是胸腺髓质中的特殊结构,在髓质内有时可以看到成团存在的上皮性网状细胞,是胸腺小体的前身(图 12-2)。

## （二）淋巴结

**【切片号】** 36 号。

**【标本来源】** 狗淋巴结。

**【方法】** HE 染色。

**【切片观察】**

**肉眼观** 可见呈圆形或椭圆形组织,一侧凹陷为淋巴结门,周围粉红色结构为被膜。被膜下方的深蓝色部分为皮质,中央色浅部分为髓质。

**低倍镜** 可纵观整个切片后,再从被膜向实质深层逐渐观察(图 12-3)。

1. 被膜及小梁 被膜包在淋巴结的表面,由较致密的结缔组织构成。被膜伸入淋巴结内形成小梁,切片上呈不同的断面,染成粉红色。在被膜内有数条输入淋巴管,有的可见小梁动脉或小梁静脉。

2. 皮质 在被膜下方,有很多染成蓝色的淋巴组织团,是淋巴小结。小结多成圆形,周边染色较深,中央染色较浅部分称生发中心。在发育完好的淋巴小结可区分出帽(常呈新月形)、明区和暗区。在被膜、小梁和淋巴小结之间是皮质淋巴窦(皮窦)。淋巴小结之间和皮质深层是弥散淋巴组织,与周围组织无明显界限,即副皮质区(胸腺依赖区)。

3. 髓质 在淋巴结的中央有许多染成蓝色的不规则的条索结构为髓索,在髓索之间的明亮部分是髓质淋巴窦(髓窦)。髓索和髓窦是由什么构成的(图 12-4)?

4. 淋巴结门 可见输出淋巴管及动、静脉等。

**高倍镜**

1. 生发中心 位于淋巴小结的中央,染色较浅,小结帽主要为淋巴细胞,故着色深。明区有较多的网状细胞及少量的巨噬细胞、中淋巴细胞。暗区则由大淋巴细胞构成。明区和暗区构成生发中心。位于淋巴小结的中央,可见分裂相。此处的细胞体积较大,核大而染色浅。

2. 副皮质区 即胸腺依赖区,位于淋巴小结深处。

3. 淋巴窦(包括皮窦与髓窦) 窦壁由扁平的内皮细胞围成,细胞核长而扁,胞质不清。窦内有淋巴细胞、游离的巨噬细胞及大量的网状细胞。巨噬细胞呈圆形或卵圆形,胞质嗜酸性。网状细胞呈星形,其突起互相连接,细胞核为卵圆形,染色浅,核仁明显。

4. 髓索 主要由 B 淋巴细胞和少量浆细胞、巨噬细胞组成(图 12-4)。

## （三）脾

**【切片号】** 37 号。

**【标本来源】** 人脾。

**【方法】** HE 染色。

**【切片观察】**

**肉眼观**　切片一侧染成粉红色的结构为被膜。被膜内侧的部分为脾实质。在实质中可见散在染成深蓝色的圆形或椭圆形小体即白髓,其余的部分是红髓和小梁。

**低倍镜**　从被膜向实质逐渐观察(图 12-5):

1. 被膜与小梁　被膜位于脾的表面。由结缔组织和平滑肌组成,其表面有单层扁平上皮覆盖。被膜深入实质形成小梁,内有小梁动脉或小梁静脉。

2. 白髓　在脾实质内可见许多散在的染成深蓝色的细胞团即白髓。

(1) 脾小体:即淋巴小结,位于动脉周围淋巴鞘的一侧。小结中央常可见生发中心。

(2) 动脉周围淋巴鞘:在脾小体内的一侧,可见 1 ~2 个小动脉为中央动脉,其周围所包绕的淋巴组织即动脉周围淋巴鞘。

(3) 边缘区:在白髓与红髓交界处,淋巴细胞较白髓稀疏,但比红髓密集,内有较多的巨噬细胞。

3. 红髓　在白髓之间,由脾窦和脾索组成(图 12-6)。

(1) 脾窦:为不规则形间隙,大小不等,窦壁衬有长梭形或杆状内皮细胞。

(2) 脾索:在脾窦之间,是含各种血细胞的淋巴组织索。

**高倍镜**

1. 脾索　在脾窦之间,其中能观察到哪些细胞成分?

2. 脾窦　窦腔不规则,窦壁的杆状内皮细胞多被横切,细胞核圆形,突向窦腔。由哪几种细胞组成?

## 三、作业及思考题

1. 完成实验报告(绘图)。

2. 淋巴结和脾的光镜结构有何异同点,填入表 12-1。

**表 12-1　对比淋巴结和脾的光镜结构**

| | 淋巴结 | 脾 |
|---|---|---|
| 被膜 | | |
| 淋巴小结的位置 | | |
| 胸腺依赖区的位置 | | |
| 淋巴索 | | |
| 脾窦 | | |
| 髓窦 | | |

续表

| | 淋巴结 | 脾 |
|---|---|---|
| 功能 | | |
| 绘图 | | |

3. 胸腺小体位于何处？有何特点？

# 第十三章　内分泌系统

## 一、实 验 目 的

1. 掌握甲状腺的光镜结构特点。
2. 掌握肾上腺皮质光镜结构特点。
3. 熟悉肾上腺髓质的结构特点。
4. 掌握垂体远侧部各种细胞的形态结构特点。
5. 熟悉垂体中间部和神经部的结构特点。
6. 了解甲状旁腺的结构特点。

## 二、实 验 内 容

### (一) 甲状腺

**【切片号】** 87 号。

**【标本来源】** 人甲状腺。

**【方法】** HE 染色。

**【切片观察】**

**肉眼观** 标本为红色的团块。

**低倍镜** 被膜由薄层结缔组织组成,并深入腺内,把腺分成许多不明显的小叶。腺实质由大量含粉红色均质性胶质的甲状腺滤泡和滤泡之间富含毛细血管的结缔组织组成(图 13-1)。

**高倍镜**

1. 滤泡　大小不等,呈球形、椭圆形或不规则形,主要由单层的滤泡上皮细胞围成。细胞因功能状态不一而呈低柱、立方或扁平状。胞质着色浅,胞核为圆形。滤泡腔明显,腔内含粉红色胶状物质,在靠近上皮细胞游离面的胶状物质,有时可见许多小空泡。

2. 滤泡旁细胞　数量少,单个或成群地嵌在滤泡上皮细胞之间或散在于滤泡间的结缔组织中,胞体较大,形状不规则,椭圆形或多边形;胞核较大呈圆形,着色浅,胞质明亮。滤泡间结缔组织富含毛细血管。

3. 结缔组织和毛细血管　分布在滤泡之间(图 13-1)。

## （二）肾上腺

**【切片号】** 86 号。

**【标本来源】** 人肾上腺。

**【方法】** HE 染色。

**【切片观察】**

**肉眼观** 可见组织结构染色深浅不同，周围呈红色的部分为皮质，中央色浅的部分是髓质。

**低倍镜**

1. 被膜 由较厚的结缔组织构成（图 13-2）。

2. 皮质 位于被膜下层，较厚，自外向内依次分为：球状带、束状带和网状带。球状带紧贴被膜下，此层最薄，细胞成球团状分布，胞质染色较深。束状带位于球状带的深面，此层最厚，细胞排列成索，染色浅。网状带位于皮质深部，与髓质相连，此带较薄，细胞索互相连接成网。

3. 髓质 在中央，有中央静脉，其管腔不规则。

**高倍镜**

1. 球状带 由矮柱状或多边形细胞排列成细胞团，染色略深。

2. 束状带 细胞呈多边形，染色较浅，细胞质内有脂滴呈溶解海绵状。

3. 网状带 紧靠髓质，细胞体积小，胞质嗜酸性，可见少量脂滴和较多的脂褐素。在三个带的细胞索、团之间有少量结缔组织，内含血窦。

4. 髓质 主要是髓质细胞（嗜铬细胞）。排列成团或索状，细胞呈多边形、核大、染色浅。中央静脉腔大，不规则，管壁的平滑肌厚薄不均。另外还可看到少数多极的体积大的交感神经节细胞（图 13-3）。

## （三）脑垂体

**【切片号】** 85 号。

**【标本来源】** 人脑垂体。

**【方法】** 特殊染色。

**【切片观察】**

**肉眼观** 标本大部分染成红色的块状物为腺垂体的远侧部。染成粉红色的部分为神经垂体的神经部。二者之间的狭窄部分为腺垂体的中间部。

**低倍镜** 表面结缔组织被膜。远侧部细胞成团索状，彼此连接成网，网眼内血窦丰富。中间部狭长，可见几个大小不等的滤泡，腔内充满红色的胶质。神经部染色最浅，细胞成分少，主要是神经纤维。

**高倍镜**

1. 前叶(远侧部)(图 13-4)

(1) 嗜酸性细胞:数量较多,细胞圆形或多边形,胞内含有许多粗大的嗜酸性颗粒,染成红色。

(2) 嗜碱性细胞:数量最少,细胞大小不等,卵圆形或多边形,胞质内含有嗜碱性颗粒,染成紫蓝色,核圆形或椭圆形,染色深。

(3) 嫌色细胞:数量最多,常成群存在,体积小,圆形或多角形,胞质少,染色很浅,细胞界限不清,核圆,染色也浅。

2. 中间部　位于远侧部与神经部之间,很窄,由大小不等的滤泡组成。滤泡壁为单层立方状或柱状,腔内含红色胶状物质,此外,还有嫌色细胞、嗜碱性细胞等,但较前叶细胞少。

3. 后叶(神经部)　主要由神经胶质细胞和无髓神经纤维组成,内含较多血窦和少量结缔组织。

(1) 无髓神经纤维:细,染淡红色,是下丘脑视上核和室旁核的分泌神经元的轴突。偶可见染红色呈团块状的赫令体,其大小不等,位于无髓神经纤维及其末梢内。

(2) 神经胶质细胞,可看到一些含棕黄色颗粒的细胞,即垂体细胞,形状不规则,有短而分支的突起,核椭圆形,染色淡(图 13-5)。

## 三、作业及思考题

1. 完成实验报告(绘图)。
2. 甲状腺滤泡细胞、滤泡旁细胞各有何结构特点?
3. 肾上腺皮质和髓质的光镜结构如何?
4. 腺垂体远侧部有哪几种细胞? 各有何特点?
5. 在内分泌腺组织中除有大量腺细胞外,还可见许多血窦,为什么?

# 第十四章 消 化 管

## 一、实 验 目 的

1. 掌握消化管的基本结构和胃及空肠的结构特征。
2. 熟悉食管、十二指肠的结构特征。
3. 了解结肠、阑尾的结构特征。
4. 了解舌、牙和胆囊的光镜结构。

## 二、实 验 内 容

### (一) 食管

**【切片号】** 45 号。

**【标本来源】** 狗食管(横切)。

**【方法】** HE 染色。

**【切片观察】**

**肉眼观** 可见空腔结构,腔内凹凸不平,内面一层染成紫蓝色的部分是黏膜。依次向腔外可见染色浅淡的一层是黏膜下层,染成红色较厚的一层为肌层。

**低倍镜** 从管腔内面向外逐层观察,分出食管壁的四层结构(图 14-1):

1. 黏膜

(1) 上皮:在管腔的内表面,是未角化的复层扁平上皮。

(2) 固有层:由结缔组织构成,浅部形成许多乳头伸入上皮基底部。

(3) 黏膜肌层:由较薄的纵行平滑肌束构成,被横切成各种切面。

2. 黏膜下层 为疏松结缔组织,含较大的血管和神经等,有成堆存在的黏液性腺泡为食管腺。

3. 肌层 内环外纵两层。食管各段肌层的肌组织成分不同。

4. 外膜 纤维膜。

**高倍镜**

1. 食管腺 腺腔较大而整齐,腺细胞为柱状或锥体形,细胞质内含有黏原颗粒不易着色,故染色浅淡而明亮;核扁圆,位于细胞的基部。导管腔小,多为两层扁平的小细胞围成,染色深,通到上皮表面。

2. 肌层　重点观察切片为哪一段食管?

## (二) 胃

**【切片号】** 47 号。

**【标本来源】** 人胃底部。

**【方法】** HE 染色。

**【切片观察】**

**肉眼观**　由腔内向管壁依次可见蓝紫色的一面为黏膜,浅染的一层为黏膜下层,其外侧红染的厚层为肌层,再外侧有一薄层为浆膜。

**低倍镜**　先分清胃壁的四层结构,再重点观察黏膜的结构(图 14-2)。

1. 黏膜

(1) 上皮:为单层柱状上皮。上皮向下凹陷形成许多胃小凹。可见胃小凹各种切面,有的与固有层的腺体相连,选纵切面处观察。

(2) 固有层:很厚,有大量的胃底腺,腺体之间仅有少量的结缔组织。腺体被切成各种切面,可分为颈部(连接胃小凹处)、体部和底部(接近黏膜肌处)。

(3) 黏膜肌层:可以分出内环行和外纵行两层薄的平滑肌。

2. 黏膜下层由疏松结缔组织构成,内含血管和神经丛。

3. 肌层　较厚,可分内斜、中环和外纵三层平滑肌,但层次多不易分清。

4. 浆膜　由结缔组织和表面的间皮组成。

**高倍镜**

1. 上皮　是单层柱状上皮,表面也没有纹状缘。细胞顶部胞质内充满黏原颗粒,不易着色,因此,HE 染色时发亮,呈现透明区,不是杯状细胞,细胞核椭圆形,位于细胞基部。

2. 胃底腺

(1) 壁细胞:主要分布在腺体的颈部和体部,细胞较大,呈圆形或锥体形。一部分细胞的顶部达不到腺腔,基部突出腺体外表面。细胞质嗜酸性染成红色,核圆形位于细胞中央,有的可见双核。

(2) 主细胞:数量最多,常成群分布,主要分布在腺的体部和底部,细胞呈柱形,胞质嗜碱性染成蓝紫色,核圆形位于细胞基部。

(3) 颈黏液细胞:数量最少,位于腺的颈部,夹在壁细胞之间,常常 2 ~ 3 个聚集在一起,呈柱状或烧杯状,胞质着色浅,核扁圆形或新月形,位于细胞基部(图 14-3)。

## (三) 空肠

**【切片号】** 50 号。

**【标本来源】** 人的空肠。

**【方法】** HE 染色。

**【切片观察】**

**肉眼观** 腔面凹凸不平,切片上可见有数个较高的突起,是小肠环行皱襞的切面,在皱襞的表面可见有许多细小的突起是绒毛。皱襞中央染成粉红色的部分是黏膜下层,其外侧呈深红色的部分是肌层,最外层染色浅者为外膜。

**低倍镜** 由内而外分出四层结构,然后逐一观察:

1. 黏膜 在黏膜面的一些大的突起就是环状皱襞,是由黏膜和黏膜下层共同形成的。在皱襞表面和皱襞之间的黏膜表面有许多指状小突起,就是绒毛,可见有各种切面。其表面是单层柱状上皮,其轴心是固有层的结缔组织,柱状上皮细胞表面粉红色的结构为纹状缘(微绒毛),绒毛之间的上皮陷入固有层形成单管状的小肠腺。小肠腺间的结缔组织甚少,但有的地方稍多,可见有孤立淋巴小结。黏膜肌层由内环外纵两薄层平滑肌构成。

2. 黏膜下层 由疏松结缔组织构成。其中有丰富的血管,有时可见有黏膜下神经丛。

3. 肌层 为内环、外纵两层平滑肌。在两层平滑肌之间有许多大小不等的淡染区,为肌间神经丛。

4. 浆膜 由间皮和结缔组织构成。内含小血管、小神经和少量脂肪细胞。

**高倍镜**

1. 绒毛(图 14-4)

(1) 上皮是单层柱状上皮,由柱状细胞(吸收细胞)和杯状细胞构成。柱状细胞多,染成粉红色,表面可见有清晰的纹状缘染成深红色的线条状,核椭圆形,排列整齐。在柱状细胞间夹有少量的杯状细胞,呈高脚酒杯形,胞质明亮,核扁圆或三角形,位于基部。

(2) 绒毛中轴是固有层的结缔组织,其中可见丰富的毛细血管。中央部有时可见到管腔较大、不规则的中央乳糜管。腔面的内皮细胞排列较稀疏,管壁由薄层结缔组织构成。中轴内还可见到散在的平滑肌细胞。

2. 小肠腺 是单管状腺,镜下可见到各种切面。注意观察小肠腺的各种细胞。

(1) 柱状细胞和杯状细胞:与绒毛上皮细胞相同。

(2) 帕内特细胞:呈锥体形,常三五成群位于小肠腺的基底部靠近黏膜肌处。细胞顶部含有许多嗜酸性分泌颗粒,圆而大,染成鲜红色,是小肠的特征性细胞(图 14-5)。

(3) 未分化细胞:一般不易观察。

3. 肌间神经丛 位于内环、外纵两层平滑肌之间,呈椭圆形,染色浅淡,周围有结缔组织包裹。神经丛内有两种细胞成分：

（1）神经细胞：胞体较大，有多个突起；核大而圆、染色甚浅，核仁大而清晰。

（2）被囊细胞：即卫星细胞，是神经胶质细胞的一种，位于神经细胞的周围，细胞小，核圆形或椭圆形，染色深。

4. 黏膜下神经丛　位于黏膜下层的深部，结构与肌间神经丛相同，但很小不易找到。

## （四）结肠

**【切片号】** 52 号。

**【标本来源】** 人结肠。

**【方法】** HE 染色。

**【切片观察】**

**肉眼观**　腔面较平坦，内面是黏膜层，其外侧呈深红色的部分是肌层，最外层染色浅者为外膜。

**镜下观**　从内向外分为四层结构：

1. 黏膜（图 14-6）

（1）上皮：为单层柱状上皮，其中杯状细胞较多。柱状细胞表面纹状缘明显。

（2）固有层：有许多密集排列的单管状腺，为大肠腺。腺上皮中有许多杯状细胞。固有层内有时可见到孤立淋巴小结，体积大者可穿过黏膜肌进入黏膜下层。

（3）黏膜肌层：也为内环、外纵两薄层平滑肌。

2. 黏膜下层　亦由疏松结缔组织构成，其中含有许多脂肪细胞为特点。

3. 肌层　为内环、外纵两层平滑肌。外纵层肌薄，但局部增厚形成三条结肠带。

4. 浆膜　表面覆盖有间皮。浆膜内结缔组织中含有许多脂肪细胞，形成肠脂垂，突出于结肠的外面。

## （五）阑尾

**【切片号】** 53 号。

**【标本来源】** 人阑尾。

**【方法】** HE 染色。

**【切片观察】**

**肉眼观**　管腔小，呈星形，可见许多染成蓝色的淋巴小结围绕管腔，周围染色浅处为黏膜下层，外面染成红色的部分为肌层（图 14-7）。

**镜下观**　由内向外可区分出四层结构。肠腺稀少且短小，固有层中有密集排列的淋巴小结,常穿过黏膜肌达到黏膜下层的浅部;黏膜肌层甚薄,且不完整,平滑肌细胞少而疏散,肌层也较薄,亦由内环、外纵两层平滑肌构成。

## 三、作业及思考题

1. 完成实验报告(绘图)。
2. 消化管结构有哪些共同的规律性?
3. 光镜下的纹状缘是何种结构?
4. 增加小肠表面吸收面积的结构有哪些?
5. 列表比较消化管各段的不同点,填入表 14-1。

**表 14-1 比较各段消化管的光镜结构特点**

| | 食管 | 胃 | 小肠 | 结肠 | 阑尾 |
|---|---|---|---|---|---|
| 黏膜 | | | | | |
| 上皮 | | | | | |
| 固有层 | | | | | |
| 黏膜肌层 | | | | | |
| 黏膜下层 | | | | | |
| 肌层 | | | | | |
| 外膜 | | | | | |
| 绘图 | | | | | |

# 第十五章 消 化 腺

## 一、实 验 目 的

1. 掌握肝、胰腺的光镜结构。
2. 了解唾液腺的光镜结构。

## 二、实 验 内 容

### (一) 腮腺

**【切片号】** 54 号。

**【标本来源】** 人腮腺。

**【方法】** HE 染色。

**【切片观察】**

**低倍镜** 腺实质被结缔组织分隔成许多腺小叶。小叶内可见腺泡、闰管和纹状管。在小叶间结缔组织内,可见小叶间导管(图 15-1)。

**高倍镜** 注意观察腮腺的结构特点。

1. 腺泡 属纯浆液性腺泡,腺泡间有散在的脂肪细胞。
2. 闰管 很长,容易找到。由单层扁平上皮构成。
3. 纹状管及小叶间导管与颌下腺的相同。
4. 小叶间结缔组织 常含有成群的脂肪细胞和小叶间导管。

### (二) 颌下腺

**【切片号】** 55 号。

**【标本来源】** 人颌下腺。

**【方法】** HE 染色。

**【切片观察】**

**低倍镜** 首先分清被膜、腺小叶与小叶间结缔组织的关系。

1. 被膜 为结缔组织,伸入腺实质内,将腺分成许多大小不等的小叶,包在整个腺的外表面。

2. 腺小叶　小叶由许多染色稍淡的腺泡和一些大小不等的导管组成。

3. 小叶间结缔组织　位于小叶之间，含有小叶间导管、血管和神经。

**高倍镜**

1. 腺泡可分为三种

(1) 浆液性腺泡：很多。腺腔小、呈星形。腺细胞呈锥体形，顶部胞质内充满浆液性分泌颗粒，因为嗜酸性而红染；基部胞质嗜碱性、染成暗红色或紫红色，核圆形，位于腺细胞的中下部。

(2) 黏液性腺泡：较少。腺腔较浆液性腺泡大，也较规整。腺细胞呈柱状或锥体形。细胞核为扁圆形，位于细胞的基部。胞质内有黏原颗粒，用 HE 染色、乙醇溶解，染色浅淡，但呈弱嗜碱性，有时可染成淡蓝色。

(3) 混合性腺泡（图 15-2）：较小。这是在黏液性腺泡的末端，附着数个浆液性腺细胞构成的。其浆液性腺细胞形成一个半月形结构。故称为半月。

2. 导管　可分闰管、纹状管及小叶间导管。

(1) 闰管：始于腺泡，较短，管径细，管壁由单层扁平或单层立方上皮构成。细胞质着色淡；核扁圆形，小而染色深。因颌下腺的闰管较短，故不易找到。

(2) 纹状管（分泌管）：位于腺泡之间，管径较粗，管壁由单层柱状上皮构成。胞质强嗜酸性，染成深红色，细胞的基底部可见纵纹，染成紫红色。核圆形，位于细胞的中上部。

(3) 小叶间导管：位于小叶间结缔组织内，由单层柱状上皮或假复层柱状上皮构成。

## （三）胰腺

**【切片号】** 62 号。

**【标本来源】** 人胰腺。

**【方法】** HE 染色。

**【切片观察】**

**低倍镜**　胰腺表面的结缔组织被膜较薄，小叶分界不明显。首先于小叶内将内、外分泌部分清。

1. 腺泡　小叶内大部分是外分泌部的腺泡，染成暗红色。

2. 闰管　很长，在腺泡之间，由单层扁平上皮或矮的立方上皮构成，染色淡，管腔小。

3. 小叶内导管　位于小叶内，管壁由单层立方上皮构成，管腔比闰管管腔大。

4. 小叶间导管　位于小叶间结缔组织内，管壁由单层柱状上皮构成，管腔大。

5. 胰岛　是染色浅淡、大小不等的细胞团，周围包有少量的结缔组织，散在于外分泌部腺泡之间（图 15-3）。

**高倍镜**

1. 腺泡 属浆液性腺泡，但比腮腺的腺泡大。细胞顶部含有嗜酸性的酶原颗粒染成红色，细胞基部强嗜碱性而染成紫蓝色。核圆形位于细胞的基底部。腺腔小，含有泡心细胞，其特点是体积小，染色淡，核小圆形。

2. 胰岛 B 细胞最多，染色浅淡、构成胰岛的大部分。A 细胞很少，染成红色，只能看到几个，分散在 B 细胞之间。其他细胞不能区分。细胞都是多边形的，而核都是圆形的。细胞排列成索，并吻合成网，网眼内有毛细血管。

### （四）肝

**【切片号】** 57 号。

**【标本来源】** 人肝。

**【方法】** HE 染色。

**【切片观察】**

**低倍镜** 肝的表面包有浆膜，肝实质内有很多的多边形肝小叶，小叶之间的结缔组织很少，所以没有完全把肝小叶分隔开。小叶中央有一个小白腔是中央静脉，肝索成放射状排列，并互相吻合，染成粉红色；肝索之间的白色间隙是肝血窦，与中央静脉相通。几个肝小叶之间结缔组织多的地方是门管区，内含有三种主要管道。

**高倍镜**

1. 肝小叶（图 15-4）

（1）中央静脉：管壁薄，仅有一层内皮细胞。

（2）肝索：由一排多边形的肝细胞连接在一起形成的索条状结构，立体看呈板状，故又叫肝板，互相吻合成网状。肝细胞胞质嗜酸性，染成红色，核圆，位于细胞中央，有的核大，染色深，为多倍体核。多数肝细胞只有一个核，但个别肝细胞大而有两个核。

（3）肝血窦：窦腔不规则，窦壁由内皮细胞构成。窦腔中可见有胞体较大、具有突起的星形细胞，为肝巨噬细胞，也叫 Kupffer 细胞。肝血窦与肝索间的小间隙为窦周隙，隐约可见。

2. 门管区（图 15-5）

（1）小叶间胆管：管壁由单层立方或单层柱状上皮组成。

（2）小叶间动脉：管腔小而圆，壁较厚，由内皮和几层环行平滑肌围成。

（3）小叶间静脉：管腔大而不规则，壁很薄。管腔内常见有血细胞。

3. 小叶下静脉 在肝小叶之间有时可见单独走行的小静脉，其直径较中央静脉大，管壁也较厚，内皮和少量结缔组织构成。

### 【附】 胆囊

**【切片号】** 61 号。

**【标本来源】** 人胆囊。

**【方法】** HE 染色。

**【切片观察】**

**镜下观** 首先分清胆囊的三层结构,由内向外依次分为黏膜、肌层和外膜。

1. 黏膜 向囊腔突出形成许多皱襞,由上皮和固有层构成。

(1) 上皮:为单层柱状上皮,表面有纹状缘。

(2) 固有层:由结缔组织构成,其中含有许多上皮下陷形成的黏膜窦,有的深达肌层。

2. 肌层 平滑肌较薄,排列不规则。

3. 外膜 较厚,由疏松结缔组织构成。表面大部分覆盖着浆膜,肝面为纤维膜。

## 三、作业及思考题

1. 完成实验报告(绘图)。
2. 肝小叶和门管区各有哪些主要结构?还应有什么结构未能见到?为什么?
3. 胰腺的外分泌部与腮腺的结构有哪些异同?
4. 试比较浆液性腺泡和黏液性腺泡的区别。
5. 比较三种唾液腺的结构,填入表 15-1。

**表 15-1 比较三种唾液腺的结构**

| | 腮腺 | 颌下腺 | 舌下腺 |
|---|---|---|---|
| 腺泡 | | | |
| 闰管 | | | |
| 纹状管 | | | |
| 分泌物 | | | |

# 第十六章 呼吸系统

## 一、实验目的

1. 掌握气管和肺的光镜结构。
2. 了解鼻嗅部黏膜和喉头的光镜结构。

## 二、实验内容

### （一）气管

**【切片号】** 65 号。

**【标本来源】** 人气管。

**【方法】** HE 染色。

**【切片观察】**

**肉眼观** 内面为气管黏膜面，管壁深蓝色结构是透明软骨，软骨环呈“C”字形连接膜部。

**低倍镜** 管壁由内向外分黏膜、黏膜下层和外膜（图 16-1）。

**高倍镜**

1. 黏膜 黏膜上皮为假复层纤毛状状上皮，夹有杯状细胞。柱状细胞游离面可见纤毛。上皮下方基膜较明显，呈粉红色带状。固有层的结缔组织中弹性纤维较多，还有气管腺的导管、血管、神经与淋巴细胞和浆细胞（图 16-2）。

2. 黏膜下层 为疏松结缔组织与固有层分界不清，含有许多气管腺（混合腺）（图 16-3）。

3. 外膜 由透明软骨和结缔组织构成，膜部的外膜中没有软骨，而有致密结缔组织及大量平滑肌，黏膜下层的混合腺可伸至此处。

### （二）肺

**【切片号】** 66 号。

**【标本来源】** 人肺。

**【方法】** HE 染色。

【切片观察】

**低倍镜** 肺最表面包有浆膜,为胸膜脏层,故光滑。内部实质部分可区分为导气部及呼吸部。

1. 导气部

(1) 肺内小支气管:管腔较大,管壁由黏膜、黏膜下层和外膜构成。

黏膜:表面被覆假复层纤毛柱状上皮,柱状细胞间夹有杯状细胞,深层有环行平滑肌束。

黏膜下层:由结缔组织组成,其中含少量混合腺(图 16-4)。

外膜:由透明软骨片和结缔组织构成。其中小血管为支气管动、静脉的分支,还有小神经束。

(2) 细支气管及终末细支气管:细支气管的管腔比小支气管小,管壁也薄。黏膜突向管腔,形成许多纵行皱襞,故在横切面上呈星形。上皮是单层纤毛柱状上皮,周围有较多平滑肌环绕。上皮中的杯状细胞、黏膜下层的混合腺及外膜的软骨片明显减少乃至消失(图 16-5)。终末细支气管的特点是管腔小,杯状细胞、混合腺、软骨片完全消失,平滑肌形成完整的环行层(图 16-6)。

2. 呼吸部

(1) 呼吸性细支气管:管壁上出现肺泡,故管腔很不规则。管壁内衬有单层柱状或立方上皮。外面围着少量结缔组织与平滑肌束(图 16-7)。

(2) 肺泡管和肺泡囊:肺泡管的管壁几乎全由肺泡围成,相邻肺泡开口处的肺泡隔末端呈结节状膨大,内含平滑肌,表面有立方形或扁平上皮覆盖(图 16-8)。肺泡囊是许多肺泡的共同开口处,其肺泡隔末端无结节状膨大,由少量结缔组织组成,也不含平滑肌(图 16-9)。

(3) 肺泡 切片中囊泡状结构都是肺泡,由单层扁平上皮围成。相邻肺泡之间的小隔为肺泡隔。

**高倍镜** 肺泡壁的Ⅰ型肺泡细胞扁平,有核部分稍厚,突向肺泡腔,核扁圆。较大的立方细胞为Ⅱ型肺泡细胞(分泌细胞),细胞核圆形,核周围细胞质染色淡。肺泡隔内有少量结缔组织和丰富的毛细血管。在肺泡隔或肺泡腔内常见肺泡巨噬细胞,其胞体较大,形状不一,胞质内有大量黑褐色颗粒者为尘细胞。肺间质甚少,常可见成堆的炭末沉积。

## 三、作业及思考题

1. 完成实验报告(绘图)。
2. 试总结肺内导气部和呼吸部各段的组织结构特点与功能意义。
3. 根据导气部各段的组织结构特点,填入表 16-1,试判断支气管哮喘发病的关键部位在哪里？

**表 16-1　比较肺导气部各段的结构特点**

| | 小支气管 | 细支气管 | 终末细支气管 |
|---|---|---|---|
| 管腔 | | | |
| 管壁 | | | |
| 上皮 | | | |
| 上皮中的杯状细胞 | | | |
| 黏膜下层的混合腺 | | | |
| 外膜的软骨片 | | | |
| 平滑肌 | | | |

4. 对照电镜图重点观察Ⅱ型细胞的超微结构。

# 第十七章 泌尿系统

## 一、实验目的

1. 掌握肾的光镜结构,特别是肾单位各部分的结构特征。
2. 了解膀胱和输尿管的光镜结构。

## 二、实验内容

### (一) 肾

**【切片号】** 68 号。
**【标本来源】** 人肾。
**【方法】** HE 染色。
**【切片观察】**

**肉眼观** 此标本约为一个肾叶的纵切面。表层深红色部分是肾皮质,深部色淡部分是肾髓质。

**低倍镜**

1. 被膜 是包在肾表面的致密结缔组织薄膜。

(1) 皮质迷路:在髓放线之间,可见许多圆球形的肾小体、近端小管和远端小管的曲部。皮质迷路中的小血管为小叶间动、静脉(图 17-1)。

(2) 髓放线:是皮质迷路之间的一些纵切直行的近端小管、远端小管的直部和集合小管。

2. 髓质 位于肾皮质的深层,主要有集合小管、远端小管直部和细段的断面。在皮、髓质交界处的较大血管为弓形动、静脉。

**高倍镜**

1. 肾小体 由血管球和肾小囊构成。

(1) 血管球:由毛细血管网组成,其中除内皮和肾小囊脏层(足细胞)外,还有少量结缔组织,难以辨认。

(2) 肾小囊:外层(壁层)由单层扁平上皮构成。内层由足细胞构成,与毛细血管内皮紧密相贴不易区分。两层之间的较窄腔隙即肾小囊腔(图 17-2)。

2. 肾小管

(1) 近端小管:曲部在皮质迷路中,数量多,呈各种切面,管径粗,管腔不规则,细胞呈大锥体形,界限不清,染成深红色。表面有刷状缘,基底部有纵纹。细胞核圆形,位于细胞中部,排列稀疏不一。直部位于髓放线及髓质中,结构同曲部,上皮细胞略低(图 17-3)。

(2) 远端小管:曲部在皮质迷路中,管腔规则且比较大,细胞呈立方形(比近端小管的细胞小),染成淡红色。直部位于髓放线和髓质中。

(3) 细段:在髓质中,管径最小,管壁由单层扁平上皮组成,比内皮细胞厚,核突向管腔。注意不要和毛细血管相混(图 17-4)。

(4) 集合小管:位于髓质和髓放线中,较粗,细胞呈立方形或柱状,细胞质明亮,界限清楚。在肾乳头处有高柱状细胞围成的大管叫乳头管(图 17-5)。

3. 球旁复合体(近血管球复合体或肾小球旁器)

(1) 致密斑:远端小管在肾小球血管极紧贴入球小动脉处,其上皮细胞变窄变高,细胞核较密集,此即致密斑(图 17-6)。

(2) 球外系膜细胞(极垫细胞):在入球小动脉、出球小动脉与致密斑之间的三角地带,有一群小细胞,核圆色深,即为极垫细胞。

(3) 球旁细胞:在入球小动脉进入血管球处,其中膜的平滑肌变为上皮样细胞即为球旁细胞。细胞核为圆形或卵圆形、较大、染色质细小。

### (二) 输尿管

**【切片号】** 70 号。

**【标本来源】** 人输尿管。

**【方法】** HE 染色。

**【切片观察】**

**低倍镜**　管径细小不规则,呈星形。管壁由内向外分黏膜、肌层及外膜。

**高倍镜**

1. 黏膜　黏膜形成许多纵形皱襞突向腔内。

(1) 上皮:为变移上皮。

(2) 固有层:由结缔组织构成。

2. 肌层　由平滑肌组成。在输尿管上 2/3 为内纵、外环两层,而输尿管下段为内纵、中环、外纵三层。

3. 外膜　疏松结缔组织。

### (三) 膀胱

**【切片号】** 71 号。

**【标本来源】** 人膀胱。

**【方法】** HE 染色。

**【切片观察】**

**镜下观** 由内向外分三层：

1. 黏膜　上皮为变移上皮(注意细胞层数,判断是收缩期还是扩张期),固有层是致密结缔组织。

2. 肌层　为内纵行、中环行、外纵行三层平滑肌,但各层肌界限不清。

3. 外膜　纤维膜,唯膀胱顶部为浆膜。

## 三、作业及思考题

1. 完成实验报告(绘图)。
2. 试述一个肾单位各部的位置、形态结构特点与功能。
3. 什么叫球旁复合体？其位置、构成、功能如何？
4. 对照电镜图掌握滤过屏障、近端小管和远端小管的超微结构。
5. 比较近端小管和远端小管的光镜结构特点,填入表 17-1。

**表 17-1　比较近端小管和远端小管的光镜结构特点**

| | 近端小管 | 远端小管 |
|---|---|---|
| 管腔 | | |
| 管壁 | | |
| 上皮细胞形状 | | |
| 刷状缘 | | |
| 细胞界限 | | |
| 胞质染色 | | |
| 细胞核的位置 | | |
| 基部纵纹 | | |
| 绘图 | | |

# 第十八章　男性生殖系统

## 一、实 验 目 的

1. 掌握睾丸和附睾的光镜结构，以理解精子的形成过程和雄激素的产生部位。

2. 熟悉前列腺的光镜结构。

3. 了解输精管道的光镜结构。

## 二、实 验 内 容

### （一）睾丸

**【切片号】** 72号。

**【标本来源】** 人睾丸。

**【方法】** HE染色。

**【切片观察】**

**肉眼观**　切面呈半圆形，表面是浆膜和白膜，下方为睾丸实质，含大量生精小管。

**低倍镜**

1. 被膜和纵隔　睾丸外表面有浆膜（间皮和结缔组织），其深面较厚的一层致密结缔组织为白膜，白膜在睾丸的后缘增厚为睾丸纵隔，含有不规则的腔隙为睾丸网。

2. 实质　含大量生精小管，呈不同的切面，管壁较厚，由多层细胞组成。生精小管之间有疏松结缔组织为睾丸间质。近睾丸纵隔处，可见一些直精小管，管径较小，为单层矮柱状上皮，无生精细胞。有些切片可见睾丸纵隔内的睾丸网，为单层立方上皮（图18-1）。

**高倍镜**

1. 生精小管　由生精上皮组成，包括生精细胞和支持细胞。小管外有基膜及肌样细胞和结缔组织。

**生精细胞：**

（1）精原细胞：紧贴基膜，较小，呈圆形或立方形，核圆，着色较深。

（2）初级精母细胞：位于精原细胞近腔侧，胞体大，呈圆形，细胞多处于分裂相，核常呈丝球状。

（3）次级精母细胞：在初级精母细胞的近腔侧，胞体较小，成群存在，由于存在时间短，在切片上不易见到。

（4）精子细胞：位于近腔面，细胞小呈圆形，核小，染色深。

（5）精子：多靠近管腔，头部呈深紫蓝色小点状，尾部不易见到。

**支持细胞**：分布于各级生精细胞之间，但整个细胞轮廓不清，从小管基底伸到管腔，细胞核呈卵圆形或三角形，染色淡，核膜、核仁明显。

2. 睾丸间质　为生精小管间的结缔组织，有成群存在的间质细胞，呈圆形或多边形，核圆，胞质嗜酸性染成红色。

3. 直精小管　管径较细，管壁为单层矮柱状上皮，无生精细胞。

4. 睾丸网　在睾丸纵隔内，管壁为单层立方上皮(图 18-2)。

### （二）附睾

**【切片号】**　73 号。

**【标本来源】**　人附睾。

**【方法】**　HE 染色。

**【切片观察】**

**肉眼观**　呈暗红色不规则形。

**低倍镜**　表面为致密结缔组织被膜，实质内有很多小管，管腔不规则，呈星形的是睾丸输出小管，管腔为圆形或椭圆形的是附睾管(图 18-3)。

**高倍镜**

1. 输出小管　上皮是由高柱状纤毛细胞和低柱状细胞交替排列构成，因此腔面高低不平。基膜外有少量环行平滑肌纤维。

2. 附睾管　上皮为假复层纤毛柱状上皮，管腔整齐，由主细胞和基细胞组成，上皮外有环行平滑肌包绕。

### （三）前列腺

**【切片号】**　75 号。

**【标本来源】**　人前列腺。

**【方法】**　HE 染色。

**【切片观察】**

**肉眼观**　中央有管腔不规则的紫蓝色尿道，周围色浅有许多小腔隙，即腺泡和导管。

**低倍镜**

1. 被膜及间质　表面有结缔组织和平滑肌组成的被膜,伸入腺实质形成支架。

2. 腺泡　大小不等,多皱褶。上皮为假复层柱状、单层柱状或单层立方。腺泡腔内可见圆形或椭圆形小体,为前列腺凝固体,被染成粉红色(图 18-4)。

## 三、作业及思考题

1. 各阶段生精细胞的形态结构如何？精子是如何形成的？
2. 精子形成后需经哪些管道和具备何种条件才能成熟？
3. 支持细胞有那些功能？
4. 血-睾屏障由哪些结构组成？

# 第十九章 女性生殖系统

## 一、实验目的

1. 掌握卵巢的光镜结构及卵泡发育过程中的结构特点及其变化规律。
2. 掌握子宫的光镜结构及内膜周期性变化。
3. 了解乳腺的光镜结构及其变化。
4. 了解输卵管、阴道的光镜结构。

## 二、实验内容

### (一) 卵巢

**【切片号】** 77号。
**【标本来源】** 猫或兔卵巢(纵切面)。
**【方法】** HE染色。
**【切片观察】**

**肉眼观** 切面近似卵圆形,外周较厚,致密,染色深为皮质,有许多大小不等的各级卵泡。中央较疏松,染色浅,为髓质。内有小空泡状结构,即次级卵泡。

**低倍镜** 表面被覆一层立方或扁平上皮,其下方是白膜,为薄层致密结缔组织。皮质中散布着许多大小不等的各级卵泡,卵泡间结缔组织有较多梭形的基质细胞。卵巢中央是疏松结缔组织,细胞成分少,有血管、淋巴管及神经,为髓质。髓质区域较狭小,与皮质分界不清(图19-1)。

**高倍镜**

1. 原始卵泡 数量多,体积较小,位于皮质浅层。中央为初级卵母细胞,细胞大,染色浅;胞质呈粉红色细粒状;细胞核呈泡状,染色质稀少,核仁大而明显。初级卵母细胞周围有一层扁平的卵泡细胞。

2. 初级卵泡 较原始卵泡大。其特点是卵泡细胞为单层立方形或柱状,一层或多层,并出现透明带,位于初级卵母细胞和卵泡细胞之间,透明带为均质状、嗜酸膜,呈粉红色。透明带外面的一层卵泡细胞呈柱形,排列成放射状,即放射冠(图19-2)。

3. 次级卵泡 卵泡进一步增大,增多的卵泡细胞间出现一些小腔隙,并逐渐合成一个大的卵泡腔。腔内卵泡液中的蛋白质经固定后呈粉红色细粒状。初级卵母细胞及其周围的卵泡细胞被挤向卵泡腔的一侧,形成突出于腔内的卵丘。其他卵泡细胞形成卵泡腔的壁，叫做颗粒层。卵泡周围的间质形成卵泡膜，卵泡膜分化成内外两层，内层有较多多边形的膜细胞，毛细血管也略多；而外层纤维多，细胞和血管则较少。内外两层无明确分界（图19-3，图19-4）。

4. 接近成熟的卵泡　体积很大，不易见到。结构与次级卵泡基本相同。但卵泡突向卵巢表面，腔很大，颗粒层薄，透明带增厚，卵丘与颗粒层连接处变窄，其核常靠近卵细胞膜。

5. 闭锁卵泡　卵泡闭锁可发生在卵泡发育的任何阶段，形态不一。一般可见初级卵母细胞核固缩，细胞解体消失；透明带增厚、皱缩、染色深红；卵泡细胞萎缩、乃至破碎；卵泡内出现中性粒细胞和巨噬细胞。闭锁卵泡以后逐渐被结缔组织代替。

6. 间质腺　猫、兔等动物卵巢中次级卵泡闭锁后，其卵泡膜内膜细胞肥大，染色浅，并被结缔组织分隔成细胞团，即为间质腺。但是在人类不发达。

7. 黄体　为较大的、着色浅的一团细胞，其周围有结缔组织包绕。细胞排列成团索状，细胞间血管丰富。颗粒黄体细胞较大，呈多边形，核圆形或卵圆形，位于细胞中央，胞质呈粉红色，内含许多脂滴，制片过程中被溶解，呈小空泡。膜黄体细胞胞体较小，着色较深，位于颗粒黄体细胞团的周边部分（图19-5）。

## （二）输卵管

**【切片号】** 78号。

**【标本来源】** 人输卵管壶腹部。

**【方法】** HE染色。

**【切片观察】**

**肉眼观**　切片为输卵管壶腹部的横切面，管腔中有许多皱襞突入。

**低倍镜**　三层结构：

1. 黏膜　形成发达的皱襞，上皮为单层柱状，由分泌细胞和纤毛细胞组成，固有层甚薄。

2. 肌层　为内环、外纵两层平滑肌。

3. 浆膜　由疏松结缔组织和间皮组成。

**高倍镜**　上皮有纤毛的细胞较大，着色较浅；无纤毛的分泌细胞较细而高，着色深。

## （三）子宫

**【切片号】** 79号。

**【标本来源】** 人子宫（增生期）。

**【方法】** HE染色。

**【切片观察】**

**肉眼观**　切片上着色较深的一面为内膜，其深面粉红色为肌层。

**低倍镜** 子宫内膜厚,由上皮和固有层组成。固有层中有许多子宫腺的断面,血管亦较多,常见几个小动脉的断面,由外向内成串排列,这就是螺旋动脉的断面。中间为肌层,很厚。由大量平滑肌和少量结缔组织组成。肌纤维交错,三层不易分辨,肌层中有较大的血管。最外层为浆膜(图 19-6,图 19-7)。

**高倍镜**

1. 上皮 单层柱状,大部分为分泌细胞,没有纤毛,仅少数细胞可见有纤毛。

2. 固有层 基质细胞多,呈梭形或星形。

3. 子宫腺 腺体较直或稍有弯曲,腺腔较狭窄,一般无分泌物,腺上皮与内膜上皮同,并相连续。

**【切片号】** 80 号。

**【标本来源】** 人子宫(分泌期)。

**【方法】** HE 染色。

**【切片观察】**

**肉眼观** 分辨黏膜面与浆膜面。

**低倍镜** 子宫内膜显著增厚(与增生期比较),子宫腺断面很多,腺腔大,致使内膜呈蜂窝状,腔中有很多分泌物,血管断面也多。

**高倍镜** 着重观察内膜。

1. 上皮 单层柱状,少数细胞有纤毛。

2. 固有层 基质细胞增大变圆,数量增多,为前蜕膜细胞。细胞间可见被染成粉红色的均质状物,这是基质水肿的征象。白细胞也较多见。血管断面较多,直达内膜浅层,血管腔内有许多红细胞,此为充血现象。

3. 子宫腺 腺上皮与内膜上皮同样增高变大,腺腔也增大,形态多样。

### (四)乳腺

**【切片号】** 82 号。

**【标本来源】** 人乳腺(授乳期)。

**【方法】** HE 染色。

**【切片观察】**

**肉眼观** 不规则粉红色组织中散在分布的深蓝色小点为乳腺小叶。

**低倍镜** 腺组织被分隔成许多小叶,小叶间结缔组织和脂肪细胞都少。小叶内腺泡多,腺腔大。

腺泡细胞形态不一,有的呈高柱状,有的则呈矮柱状,也有的呈扁平形,腺腔大,往往充满着分泌物。导管腔较小,由立方或柱状上皮构成,腔内亦可见到分泌物(图 19-8)。

**【切片号】** 83 号。

**【标本来源】** 人乳腺(静止期)。

**【方法】** HE 染色。

**【切片观察】**

**肉眼观** 不规则粉红色组织中散在分布的深蓝色小点为乳腺小叶。

**低倍镜** 腺组织稀少,呈岛状分散在富含脂肪细胞的结缔组织中。导管不发达,由单层立方或矮柱状上皮围成。小的导管与腺泡不好区别。

## 三、作业及思考题

1. 卵泡在生长发育过程中,其形态结构有哪些主要变化?
2. 月经周期子宫内膜发生了哪些变化?
3. 卵巢分泌雌激素和孕激素的细胞有哪些?
4. 卵巢分泌的激素与子宫内膜周期性变化有何关系?
5. 比较各级卵泡结构,填入表 19-1。

**表 19-1　比较各级卵泡结构**

| | 原始卵泡 | 初级卵泡 | 次级卵泡 | 成熟卵泡 | 闭锁卵泡 |
|---|---|---|---|---|---|
| 卵母细胞 | | | | | |
| 卵泡细胞 | | | | | |
| 透明带 | | | | | |
| 放射冠 | | | | | |
| 卵泡膜 | | | | | |
| 卵泡壁 | | | | | |
| 卵泡腔 | | | | | |
| 卵丘 | | | | | |
| 绘图 | | | | | |

# 第二十章　人体发生总论

人体胚胎的发育过程是一个复杂的连续的演变过程。胚胎学实习是为了更透彻地了解个体各阶段的发生与发展的变化。胚胎标本尤其是早期胚胎非常难得。因此在实习过程中，目前主要通过早期鸡胚等切片及少量的人胚胎和胎儿浸渍标本，其余以观察模型、图谱及电影等来达到学习胚胎学的目的，期间注意胚胎发育各阶段的结构变化，即胚体外形的改变和胚体内部原始器官的形成和变化。将时间概念和动态变化的概念结合起来。

未来胚胎学将会有一系列动态、三维的形态结构出现。

## 一、实验目的

1. 掌握人胚前3周的发育过程及胚泡植入的过程（卵裂、胚泡形成、内细胞群的演变及胚层、胚盘的形成）。

2. 掌握原条和脊索的形成、三胚层的分化。

3. 掌握胎盘的结构及功能。

4. 熟悉人胚第4至第8周的发育过程。

5. 了解胎儿期的外形变化、多胎、双胎、联胎。

## 二、实验内容

### （一）受精至胚泡形成（第1周）

观察模型或图片（图20-1）

1. 受精卵　受精卵呈一个大的圆球形，表面红色小球代表极体，外围透明的外壳代表透明带。

2. 卵裂　即受精卵的早期分裂，可见第一次分裂后形成的两个卵裂球，接着分裂成3个、4个、6个大小不等的卵裂球。卵裂球越分越小，越分越多。

3. 桑葚胚　当卵裂球达12～16个时，形似桑葚，则叫桑葚胚，周围仍有透明带。

4. 胚泡　桑葚胚的细胞团内产生空腔，腔渐大而演变成胚泡。胚泡由三个部分组成,胚泡壁即滋养层,由单层细胞围成。大空腔即胚泡腔,腔的一端有一群细胞为内细胞群,与内细胞群相连的滋养层为极端滋养层。此时透明带逐渐消失。

### (二) 二胚层期(第2周)

观察模型或图片(图20-1)

1. 人胚植入过程　这套模型显示了人胚植入子宫内膜的过程。首先,极端滋养层附着在子宫内膜上,溶解内膜上皮,胚泡进入子宫内膜固有层内,随后内膜缺口自然修复。

2. 二胚层期　到12天时植入完成,与此同时胚泡也进一步演变,内细胞群内出现两个腔隙。靠近极端滋养层的为羊膜腔,位于羊膜腔腹侧面的为卵黄囊。羊膜腔的底(上胚层)和卵黄囊的顶(下胚层)构成胚盘,滋养层内面和羊膜腔、卵黄囊外面都覆盖有胚外中胚层,它们之间的大腔隙为胚外体腔。连接羊膜腔和滋养层的胚外中胚层变窄变细,形成一个索条状结构,称为体蒂。

### (三) 三胚层期(第3周)

观察模型或图片(图20-1)

1. 16~17天人胚　从外形上可见羊膜、卵黄囊和体蒂。去掉部分羊膜和卵黄囊,露出胚盘。

(1) 背面观:在胚盘的中轴线上,可见外胚层局部增厚形成原条、原结、原窝、神经板。

(2) 腹面观:可见内胚层。

(3) 胚体正中矢状切面:可见外胚层的神经板、原条、原结、脊索、下胚层和极少的中胚层。大量的中胚层存在于胚盘中轴线的两侧。胚盘的头端可见口咽膜,尾端可见泄殖腔膜,此两处内、外胚层直接相贴,无中胚层。

2. 20天人胚　此模型显示胚盘及体蒂,胚盘边缘保留有部分羊膜和卵黄囊的壁。

(1) 胚盘背面观:可见神经褶、神经沟和尾端的原条。神经沟中段两侧,可见3对体节。

(2) 腹面观:可见原肠,其中前肠和后肠都很短,中肠相对较长。

3. 三胚层胚盘　梨形的扁盘状,由三张不同颜色的卵圆形片状模型分别代表外胚层(蓝色)、中胚层(红色)、内胚层(黄色)。中间隆起的是神经褶和神经沟。

镜下观察

**【切片号】** 01号。

**【标本来源】** 人精液。

**【方法】** 铁苏木精染色。

**【切片观察】**

**低倍镜** 可见许多深蓝色的小点,散在或成群分布,就是精子头。

**高倍镜** 典型的精子呈蝌蚪状,分头、尾两部分。尾部又可分为四段。侧面看精子头呈梨形,正面呈卵圆形。头部前2/3的区域染色淡,此处扁而薄,有顶体包盖。颈段较细,是中心体所在的部位,着色浅比较明亮,中段比颈段粗,主段细长,越至末端越细,末端最细。

### (四) 胚胎期(第4~8周)

观察模型或图片(图20-1)

1. 22天人胚 在神经沟中段,神经褶已愈合形成神经管。此时,体节有7对,原肠已形成。体蒂转到胚体腹侧尾端。

2. 25天人胚 胚体呈圆柱状,前、后神经孔未闭,体节14对,腹侧出现心膨大,中肠缩小,在胚体正中矢状切面上,可见神经管、脊索、口咽膜、原肠、泄殖腔膜、尿囊及心脏等。

3. 28天人胚 前、后神经孔闭合,口凹周围出现3对鳃弓,体节25对,心膨大明显。

4. 30天人胚 头明显增大,出现上肢芽和下肢芽,脐带形成,体节约34对。

镜下观察(三胚层切片——体节时期的鸡胚)

**【切片号】** 02号。

**【标本来源】** 孵化48小时的鸡胚。

**【方法】** 卡红染色。

**【切片观察】**

**低倍镜** 胚盘中央有两排染成粉红色方块状的细胞团,就是体节。体节的前、内、后三面游离,只有外面与间介中胚层相连,再向外与侧中胚层相连。

在两排体节之间夹有神经褶闭合后形成的神经管。神经管管腔染色淡而两侧壁染色较深。神经管前端膨大即为脑泡。在神经管的尾侧,原结和原条已经退缩变的短小。

**【切片号】** 03号。

**【标本来源】** 孵化48小时的鸡胚(横切)。

**【方法】** HE染色。

**【切片观察】**

**低倍镜** 鸡胚的外表面有一层细胞是外胚层。在外胚层中央部的下方,有一个圆形壁厚的管为神经管。在神经管的下方有一个圆形较小的细胞团是脊索，再下方是一薄层细胞为内胚层，向两侧伸展。

在神经管和脊索两侧的方形细胞团块为体节。体节外侧变细的部分是间介中胚层。再外侧为侧中胚层。此时侧中胚层已分为两层，一层位于外胚层的下方叫体壁中胚层，另一层位于内胚层的上方叫脏壁中胚层，两层之间的腔隙是胚内体腔。胚体中央部的内胚层向背侧隆起，将来形成原肠。

### （五）胎儿期（第9周至出生）

1. 观察各月正常胎儿浸渍标本。注意胎儿大小及外部所见各器官的演变。

2. 观察双胎、联胎、无脑儿和脊髓脊柱裂等常见畸形的浸渍标本或幻灯片。

### （六）胎膜与胎盘

观察模型或图片

胎膜与胎盘的模型或图片显示了胎膜与子宫蜕膜的关系，子宫壁一侧的内膜中有一个胎儿在发育，胎儿在羊膜腔中从脐部借脐带与胎盘相连。再观察以下各部分：

1. 在子宫壁上先区分出基蜕膜、包蜕膜与壁蜕膜，再区分丛密绒毛膜和平滑绒毛膜。

2. 观察胎儿的胎膜包括哪几种结构，在模型上指出这些结构。

3. 随着胎儿的不断增大，羊膜腔也逐渐扩大，原始的胚外体腔和子宫腔均消失，使羊膜、绒毛膜、包蜕膜和壁蜕膜靠近相贴成为一个大囊，胎儿便包在大囊内，此囊状结构叫衣胞。分娩时，衣胞破裂，胎儿娩出。然后破裂的衣胞与胎盘一同娩出。

4. 胎盘由丛密绒毛膜与基蜕膜组成。丛密绒毛膜上有数个绒毛干，呈树状分支，分支深入基蜕膜。绒毛周围的间隙称绒毛周围间隙。有的绒毛与基蜕膜融合，称固定绒毛。几个绒毛、几个绒毛干及其所属的绒毛分支构成一个绒毛小叶。各小叶之间有基蜕膜组织形成的不完全的隔，叫胎盘隔。

观察标本

1. 足月胎盘　圆盘状或椭圆形，中央厚边缘稍薄，直径约15～20cm，重约500g，有两个面：

（1）母体面：表面凹凸不平，有不规则的浅沟，浅沟将母体面分为15～20个略突出的小叶。

（2）胎儿面：表面光滑、透明、平整，中央（或偏中）有脐带附着。透过表面的羊膜，可见深部的脐血管从脐带根部向胎盘边缘呈放射状走行。与胎盘边缘相连的薄膜是由哪几层膜构成的?

2. 胎儿浸渍标本 注意观察胚胎各期外形特征以及胎儿脐带和胎盘的关系。

## 三、作业及思考题

1. 从受精卵始,第一次细胞发生重大分化是在哪一个阶段?
2. 桑葚胚和胚泡的区别是什么?
3. 为何认为原条和脊索在胚胎发育中具有重要作用?
4. 三胚层的形成及其分化。
5. 胎儿的各种附属结构的来源、结构和功能。
6. 胚泡的内细胞群是否参与胎盘的组成?

# 第二十一章　颜面和腭的发生

## 一、实验目的

了解颜面和腭的形成过程及先天性畸形。

## 二、实验内容

### (一) 颜面的发生

1. 观察模型

这组模型显示第 4 ~ 8 周人胚颜面形成过程。其先后次序是：胚胎头端可见一个额鼻突，两侧为第一对鳃弓分叉而成的左、右上颌突和左、右下颌突。五个隆起所围成的中央部分，呈现凹陷，称口凹。

在额鼻突下缘两侧，局部外胚层组织增生变厚形成左、右一对鼻板，鼻板凹陷而鼻窝。其两侧隆起分别称内侧鼻突和外侧鼻突。

左、右上颌突向中线生长，并和同侧的内外侧鼻突愈合，形成上颌和上唇外侧部分。内侧鼻突形成人中和上唇的正中部分。左、右下颌突中线生长并愈合，形成下颌和下唇。

鼻窝下陷，形成原始鼻腔和外鼻孔，外侧鼻突构成鼻翼。额鼻突下缘向表面隆起形成鼻梁和鼻尖(图 21-1)。

此时颜面已初具人形。

2. 先天性畸形(图 21-2)

(1) 唇裂多为单侧唇裂。是因为在发生过程中，一侧或双侧的上颌突与内外侧鼻突未愈合而留下的裂沟即唇裂。

(2) 面斜裂。常见双侧面斜裂，因上颌突与同侧外侧鼻突未愈合所致，裂沟从上唇延伸到眼眶内侧缘。

### (二) 腭的发生

1. 观察正常发生模型(或图解)

腭的来源有两部分　正中腭突和外侧腭突。正中腭突是由两内侧鼻突向原始口腔内长一对小突起,构成腭前部的一小部分。外侧腭突是左、右上颌突向原始口腔内长出的两个水平的突起(外侧腭突),它们向中线愈合,形成腭的大部分(图21-3)。

2. 常见畸形(图21-4)

腭裂主要因形成腭的左右外侧腭突未合并而形成。腭裂有多种形式,有的兼有唇裂。

## 三、作业及思考题

1. 简述颜面的形成过程。
2. 腭是怎样发生的?
3. 颜面及腭在发生过程中易出现哪些畸形?怎样形成的?

# 第二十二章　消化系统和呼吸系统的发生

## 一、实验目的

1. 了解原肠的形成和分化。
2. 掌握咽囊的位置和分化、甲状腺的发生及先天性畸形。
3. 了解消化管和消化腺的发生及先天性畸形。
4. 了解呼吸系统的发生。

## 二、实验内容

### （一）原肠的形成和分化

观察正常发生模型

4～5mm（约第 5 周）人胚的内胚层管道即原肠，是原始的消化管道。其中间有一长圆形切口，为切断的卵黄蒂。原始消化管在卵黄蒂以上为前肠，在卵黄蒂以下为后肠，卵黄蒂部分为中肠。卵黄蒂是原始消化管与卵黄囊相连的部分，卵黄蒂以后逐渐缩小，最后可消失。前肠头端膨大部形成原始咽，后肠末端膨大形成泄殖腔（图 22-1）。

### （二）咽囊的分化及甲状腺的发生

观察正常发生模型

模型上部原肠头端膨大部为原始咽。咽的两侧向外突起的部分为咽囊，由上而下分成第 1、2、3、4 对咽囊，而第 5 对咽囊附着在第 4 对咽囊的下方，不甚显著。参照模型掌握中耳、鼓膜、咽鼓管、胸腺和甲状旁腺的始基、发生部位及演变过程。在原始咽前方的底面正中部（即第 1 和第 2 对咽囊处咽的底部），有一个下垂的突起为甲状腺原基（图 22-2）。

先天性畸形

甲状舌管囊肿:甲状腺发生中常见的畸形。甲状舌管退化不全,残余部分产生了囊肿。

### (三) 消化管和消化腺的发生

观察正常发生模型

1. 4mm 人胚的内胚层管道,前、中、后肠各演变成消化管道的相应部分。参照图解和模型,理解肠袢及肠的旋转。中肠袢的分化:肠袢头支 → 十二指肠、空肠和回肠大部。

尾支→回肠远段、升结肠和横结肠的右侧 2/3 段盲肠突下降, 近端→盲肠,远端→阑尾。

卵黄蒂退化闭锁与肠分离(图 22-3)。

2. 肝和胰的发生在 5 ~7 周时,前肠可见肝憩室分化形成的肝和胆囊,可看到腹胰及背胰。接着因消化管的转动和管壁的不均匀生长,腹胰和背胰越来越接近。出生前,腹胰与背胰合为一体(图 22-4)。

先天性畸形

1. 脐瘘　卵黄蒂未闭,回肠与脐之间以管道相通,生后可见脐部有粪溢出。
2. 回肠憩室 可见肠壁上有一盲囊,为残留的卵黄蒂。
3. 不通肛　无肛门。肛膜未破或在肛凹和直肠之间有结缔组织相隔。

### (四) 呼吸系统的发生

在 4 ~5mm 人胚的内胚层管道模型上,原始咽的尾部前壁向腹侧突出形成一个纵沟,称喉气管沟。此沟从尾端开始向头端闭合而成管,管的上方细长部分为喉和气管,下方分支膨大为左右,以后发展为左右支气管与左右肺的上皮(图 22-5)。

## 三、作业及思考题

1. 咽囊是怎样发生的? 共有几对? 各分化成什么器官?
2. 甲状腺是怎样发生的? 有什么先天性畸形?
3. 消化系统有哪些常见的先天性畸形? 什么原因所致?

# 第二十三章　泌尿系统和生殖系统的发生

## 一、实验目的

1. 掌握泌尿、生殖系统发生的原基。
2. 掌握后肾的发生及其先天性畸形。
3. 掌握睾丸和卵巢的发生及生殖系统的先天性畸形。
4. 熟悉中肾管和中肾旁管的不同演变。
5. 了解前肾和中肾的发生和退化。
6. 了解尿生殖窦的形成、演变及先天性畸形。
7. 了解生殖管道的发生。

## 二、实验内容

### (一) 泌尿系统的发生

观察模型

1. 5周人胚胚体后半部

**横切面观**　由胚体背部向腹部观察,可见神经管、脊索、背主动脉及其分支(图23-1)。在腹腔正中薄膜状结构为原始肠系膜,其中包有后肠。在原始肠系膜两侧由腹后壁向腹腔突出的隆起即为尿生殖嵴。嵴内有许多弯曲小管即为中肾小管。小管的一端膨大成肾小囊。囊内有背主动脉分支伸入形成肾小球,小管的另一端通入纵行的中肾管。

**侧面观**　可见尿生殖嵴为一对纵行的长形隆起,在其外侧各有一条纵行的中肾管,此管的尾端通入泄殖腔内(图23-2)。靠近泄殖腔的中肾管从其后下方伸出一管,称为输尿管芽,其末端膨大,被生后肾组织(中胚层)包围,构成后肾。

2. 6周人胚胚体后半部

泄殖腔头端已被尿直肠隔分成两部分,但尚未完全分隔。中肾管与输尿管均进入尿生殖窦的背侧壁内。

3. 8 周人胚胚体后半部 尿直肠隔把泄殖腔和泄殖腔膜已完全分隔为背、腹两部分，背部为直肠和肛膜，腹部为尿生殖窦和尿生殖窦膜（图 23-3）。尿生殖窦的上部膨大将形成膀胱。输尿管下端并入膀胱，故开口于膀胱腔内。尿生殖窦中部以后演变为女性尿道及男性尿道的膜部和前列腺部，中肾管则开口于尿道前列腺部（男性）。尿生殖窦下部在女性演变成阴道前庭，在男性则演变为尿道海绵体部。

先天性畸形

1. 多囊肾 肾组织中有大小不等的囊泡。发生过程中肾单位和集合小管未接通，肾单位产生的尿液不能排出，导致肾单位盲管扩大形成囊肿。

2. 马蹄肾 后肾发育过程中左右两肾下端互相愈合所致，呈"U"字形。

3. 膀胱外翻 表面外胚层与尿生殖窦之间没有间充质长入，使结缔组织及肌组织缺如，致使膀胱前壁破裂，黏膜外露。

## （二）生殖腺和生殖管道的发生

观察模型

6 周人胚生殖系统：观察泌尿系统发生的同一模型，可见尿生殖嵴的表面有一条纵行的沟，将尿生殖嵴分为内外两部分。内侧的隆起称生殖腺嵴，外侧的隆起为中肾嵴。

1. 原始生殖腺 若向男性分化，生殖腺嵴表面上皮形成的初级性索增殖并分离，向深部生长发育为睾丸索，并分化成为生精小管。原始生殖腺若向女性分化时，生殖腺内原始的初级性索迁移到深部的髓质，后来退化消失。

2. 原始生殖管道 此模型上可看到两套生殖管道即中肾管和中肾旁管。中肾旁管是中肾嵴体腔上皮沟形凹陷闭合后而成的纵行管道。陷入中肾内，上段移至中肾管外侧。中肾旁管的前段纵行，中段横行，再斜过中肾管的前方，继续转向尾侧，下段相互合并，通向尿生殖窦的背侧壁。

先天性畸形

1. 隐睾 睾丸未下降，留在腹腔或腹股沟管内。

2. 先天性腹股沟疝 鞘膜腔与腹腔之间的通道没有闭合。

3. 双子宫 中肾旁管下段未合并所致。

4. 阴道闭锁 尿生殖窦的窦结节处阴道板未发育成管道或阴道口的处女膜过厚未穿孔所致。

## 【附】　外生殖器的发生

### 观察模型

1. 未分化期(9周前)男、女生殖器发生的原基是生殖结节(一个),尿生殖褶(一对),阴唇阴囊隆起(一对)。

2. 男性外生殖器的分化。

3. 女性外生殖器的分化。

### 先天性畸形

尿道下裂　男性外生殖器常见的畸形之一,左右尿生殖褶未能并合所致。

## 三、作业及思考题

1. 试述后肾的发育和分化过程,说明可能出现的畸形。

2. 试述原始生殖腺分化为睾丸或卵巢的过程,说明可能出现的畸形。

# 第二十四章 心血管系统的发生

## 一、实验目的

1. 掌握心脏内部的分隔及先天性畸形。
2. 熟悉胎儿血循环的途径、特点及生后改变。
3. 了解心脏的发生过程。

## 二、实验内容

### (一) 原始心血管系统的建立

观察模型

原始心血管系统呈左右对称(图 24-1),包括

1. 心管　一对,位于前肠腹侧。

2. 动脉　原始肠管背侧的一对背主动脉,其在同侧发出许多成对的节间动脉,在腹侧分别发出数对卵黄动脉和一对脐动脉。胚胎头侧有 6 对弓动脉。

3. 静脉　胚胎头侧的一对前主静脉,尾侧的一对后主静脉,两者分别汇合为左、右总主静脉,卵黄静脉与脐静脉各一对,与同名动脉相伴行。

### (二) 心脏发生的外形演变

观察模型

1. 18 天到 19 天人胚矢状面　在口咽膜头侧可见心脏原基,即生心板及围心腔,围心腔在生心板的背侧。

2. 25 天人胚　心脏转到咽的腹侧。生心板中央变空,形成一对心管,位于围心腔的背侧。

3. 3 周到 5 周人胚心脏　这套模型显示心脏发生的外形演变(图 24-2)。注意观察以下演变过程:

(1) 由生心板演变成心管后,随着胚胎的发育,心管出现四个膨大部,从头向

尾依次为心球、心室、心房和静脉窦。心球与前方的动脉干连接。静脉窦接受卵黄静脉、脐静脉、总主静脉回流的血液。

(2) 由于心管的生长比心包腔快,于是心球和心室向左、腹、尾侧弯曲,而心房和静脉窦则向左、背、头侧弯曲,整个心脏外形呈“S”形弯曲。

(3) 心房和静脉窦移至心室上方(即头侧),在心球和动脉干的背侧,静脉窦向两侧膨出形成左右两个角。

## (三) 心脏内部的分隔

### 观察模型

5 周到 8 周人胚的心脏,观察以下变化(图 24-3)。

1. 房室管分隔　可见房室管的腹侧壁和背侧壁各形成一个心内膜垫,分别向背侧和腹侧生长,以后二者结合在一起,则把房室管分隔成左、右房室孔。

2. 原始心房的分隔　将心脏模型冠状分开,除去前半部分,由腹侧面观察,可见心房后壁已有两个纵隔形成。左方为第一隔,此时尚未与心内膜垫相遇,第一房间孔仍在,但第一隔上方已破裂,形成第二房间孔,显示第一和第二两个房间孔同时存在。右方为第二隔,呈新月形,在隔上有一个较大的孔,为卵圆孔,位于第二房间孔的尾侧。心脏后面的静脉窦,右角扩大,并与上下腔静脉相通。左角退化,横行部为冠状窦。

3. 原始心室的分隔　从 4 周到 7 周心脏模型中已见到从心尖向颅侧生长出一个间隔,将心室不完全分开,颅侧留有室间孔,此即室间隔肌部。另外腹背两心内膜垫愈合后,部分组织向尾侧生长,参加心室分隔。心球嵴和动脉干嵴愈合而成的主动脉与肺动脉隔,其尾端部分和心内膜垫以及室间隔肌部游离端的结缔组织都参与心室分隔,即三者共同形成室间隔膜部。

4. 动脉干和心球的分隔　可见在动脉干和心球的内面局部增生,形成两条相对的嵴,分别称为球嵴和动脉干嵴。两条嵴纵向螺旋走行,相互愈合后形成一螺旋状的主动脉肺动脉隔。此隔将动脉干、心球分隔成肺动脉干和升主动脉,分别与右心室和左心室相通。

5. 8 周人胚心脏模型　在房间隔上有卵圆孔,上下腔静脉通入右心房。左心房后方有两个孔为肺静脉开口。动脉干和心球已完全分隔为主动脉和肺动脉。

6. 出生前的心脏　外形及内部结构与成人心脏大体相似,但可见未闭的卵圆孔。

### 常见畸形

1. 房间隔缺损　常见为卵圆孔未闭,使左右心房相通。

2. 室间隔缺损　常见为膜性室间隔缺损,多伴有心球和动脉干的分隔异常。

3. 法洛四联症　表现为肺动脉狭窄、室间隔(膜部)缺损、主动脉骑跨和右心室肥大。

### (四) 录像观察

观察心血管系统发生的过程。

## 三、作业及思考题

1. 胚胎早期建立的原始心血管系统特点。
2. 原始心脏的外形演变特点。
3. 试从房室管、心房、心室、心球和动脉干的正常分隔,来说明可能发生的畸形。
4. 根据心房内所见两个纵隔及孔的位置关系,复习胎儿心脏血液的流动方向。为什么在胚胎发育时期,血液只能由右心房流向左心房?出生后为什么会发生变化?主要变化有哪些?

# 图 版

本书图版，除特注明外，
均为 HE 染色

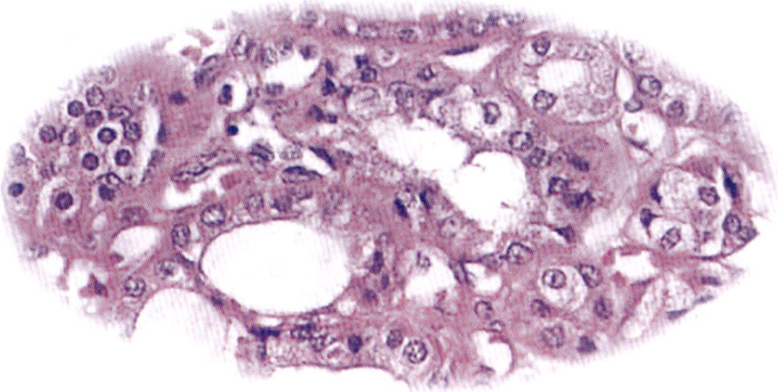

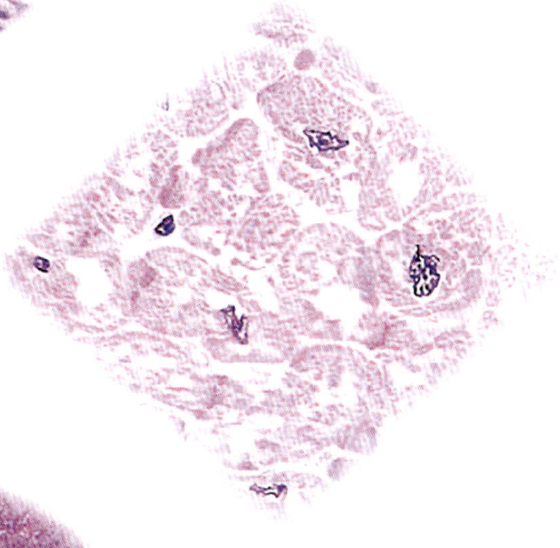

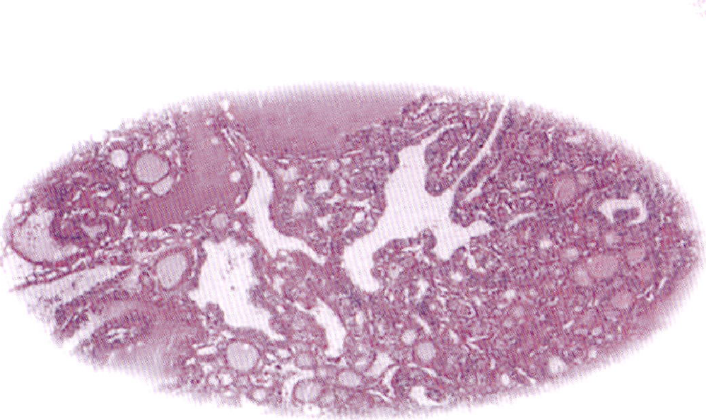

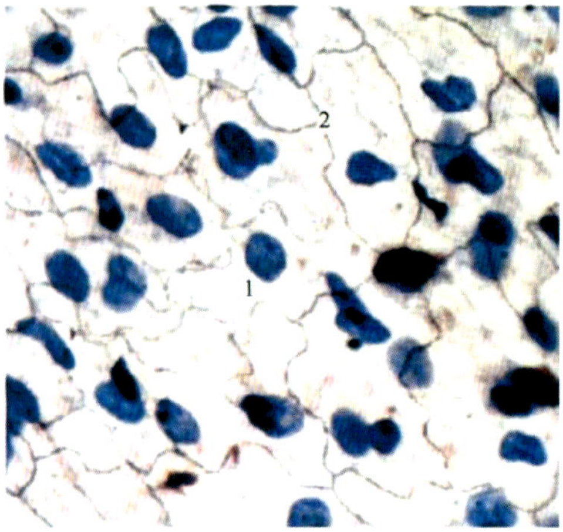


图 2-1　单层扁平上皮表面观（高倍，镀银染色）

1. 扁平细胞；2. 细胞之间的界线

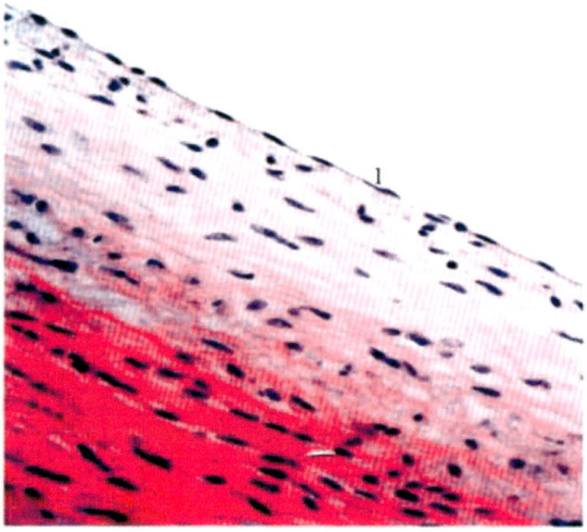


图 2-2　单层扁平上皮侧面观（高倍）

1. 内皮细胞

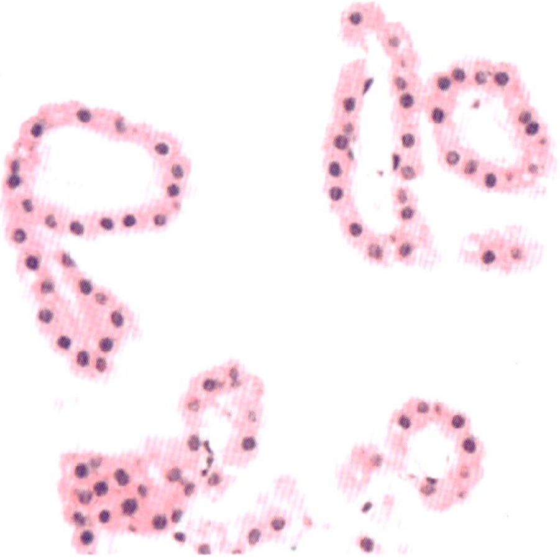

图 2-3　单层立方上皮（脉络丛，高倍）

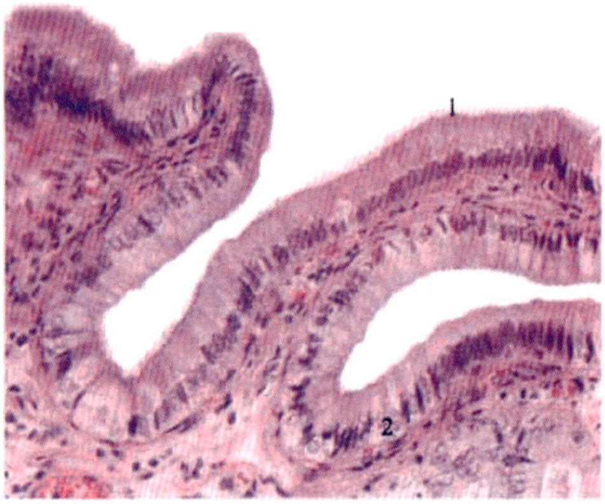


图 2-4　单层柱状上皮（高倍）

1. 纹状缘；2. 柱状细胞核

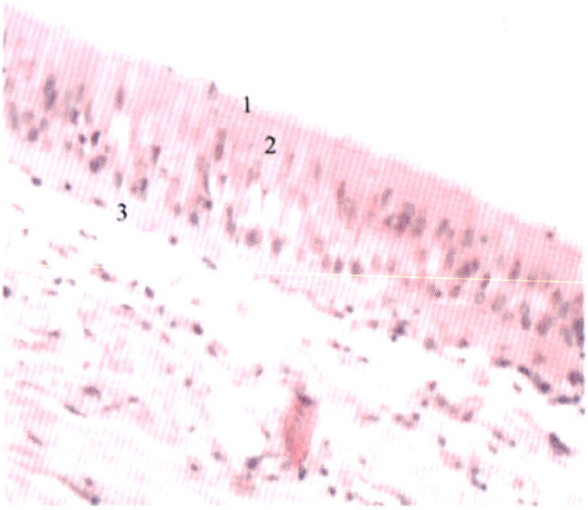


图 2-5　假复层纤毛柱状上皮（高倍）

1. 纤毛；2. 杯状细胞；3. 基膜

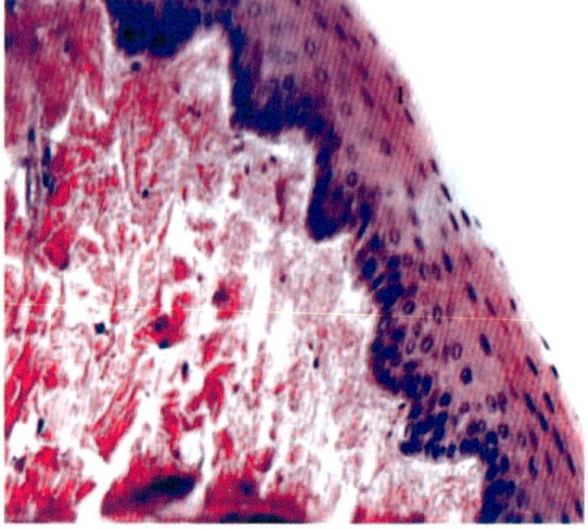


图 2-6　复层扁平上皮（高倍）

1. 扁平细胞；2. 基底层细胞

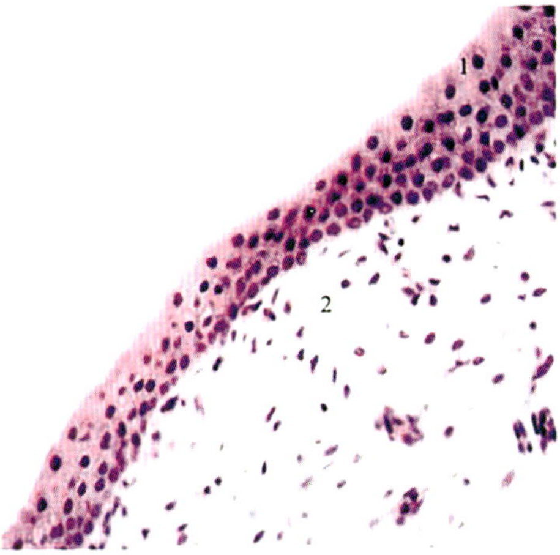


图 2-7　变移上皮（高倍）

1. 盖细胞；2. 结缔组织

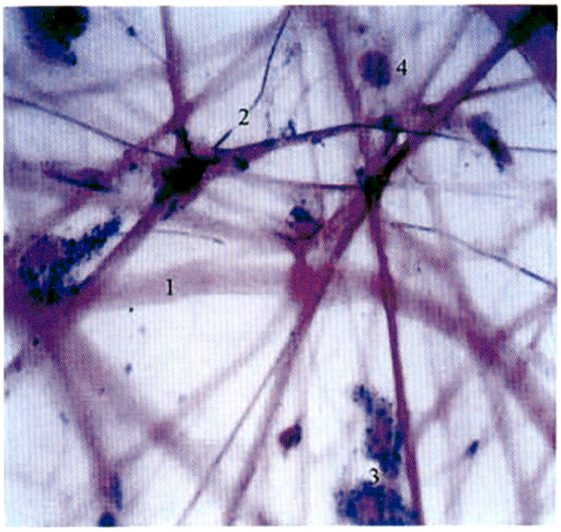


图 3-1　疏松结缔组织铺片（高倍，特染）

1. 胶原纤维；2. 弹性纤维；3. 巨噬细胞；4. 成纤维细胞

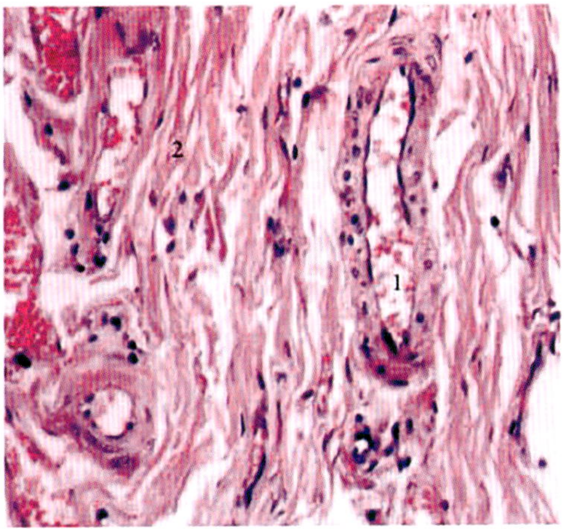


图 3-2　疏松结缔组织切片（高倍）

1. 血管；2. 胶原纤维

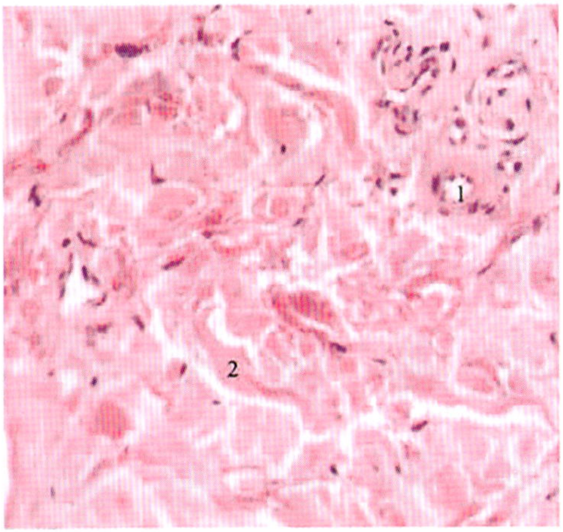


图 3-3　不规则致密结缔组织（高倍）

1. 血管；2. 胶原纤维

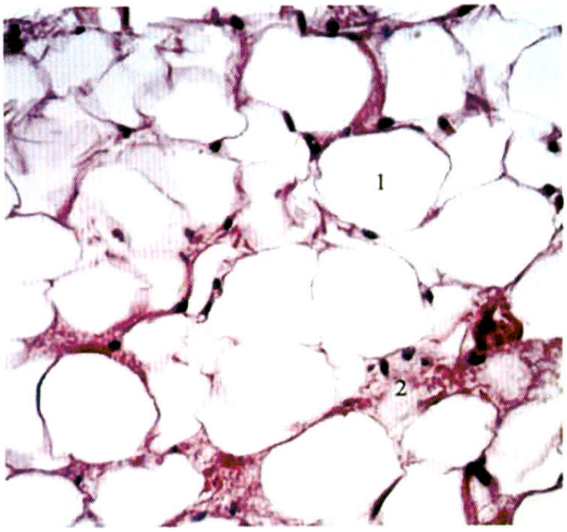


图 3-4　脂肪组织（高倍）

1. 脂肪细胞；2. 结缔组织

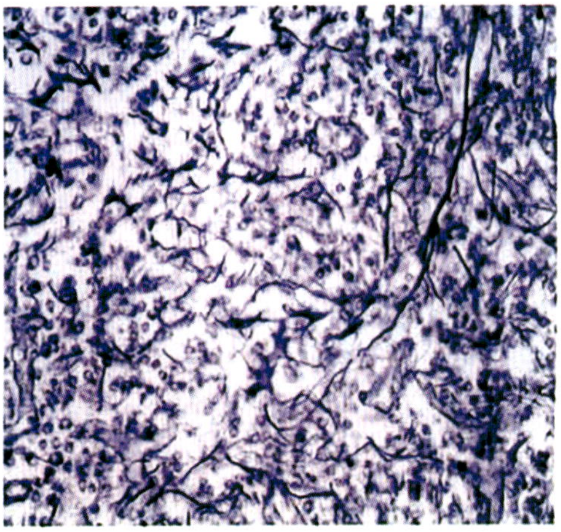

图 3-5　网状组织（高倍，镀银染色）

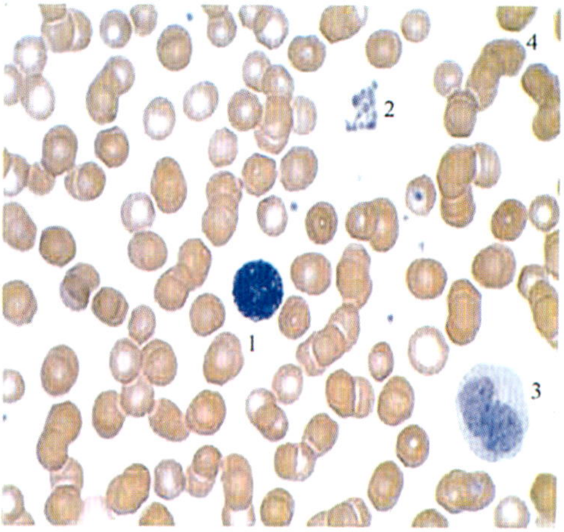


图 4-1　血涂片（油镜，Wrigh 或 Giemsa 染色）

1. 嗜碱粒细胞；2. 血小板；3. 单核细胞；4. 红细胞

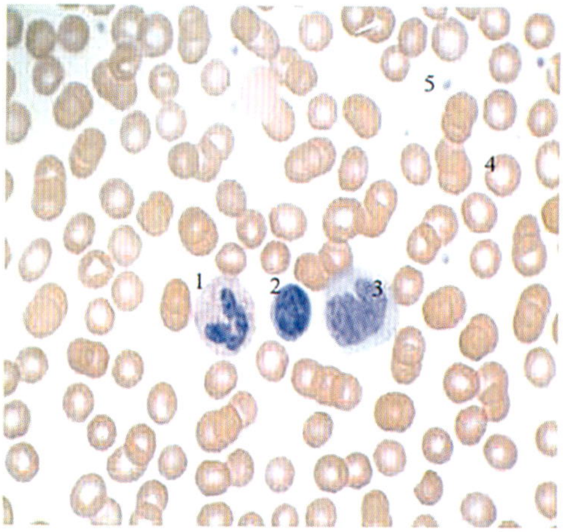


图 4-2　血涂片（油镜，Wrigh 或 Giemsa 染色）

1. 中性粒细胞；2. 淋巴细胞；3. 单核细胞；
4. 红细胞；5. 血小板

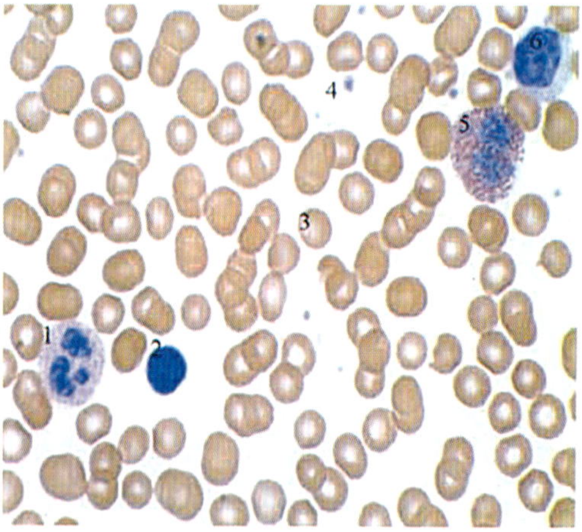


图 4-3　血涂片（油镜，Wrigh 或 Giemsa 染色）

1. 中性粒细胞；2. 淋巴细胞；3. 红细胞；4. 血小板；
5. 嗜酸粒细胞；6. 单核细胞

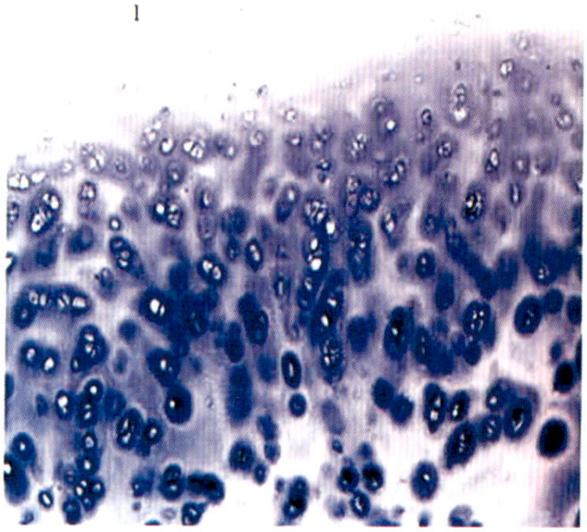


图 5-1　透明软骨（低倍）

1. 软骨膜；2. 同源细胞群

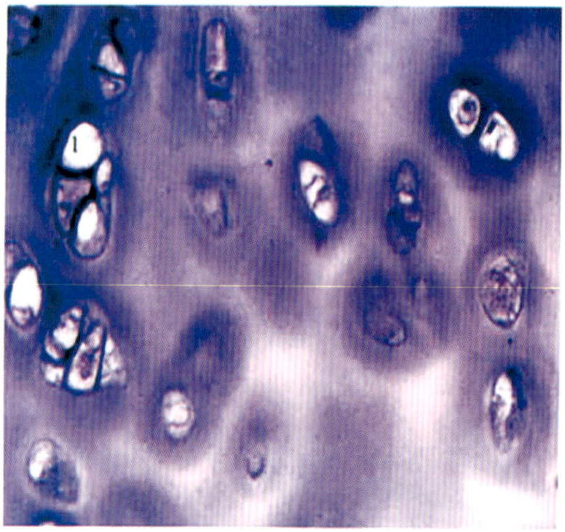


图 5-2　透明软骨（高倍）

1. 软骨细胞陷窝

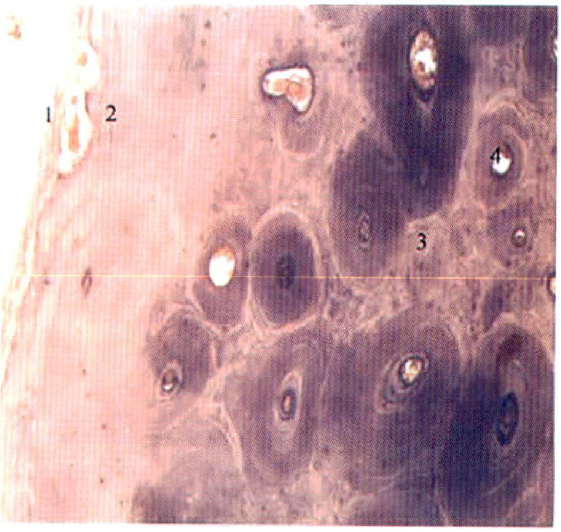


图 5-3　骨切片（低倍）

1. 骨外膜；2. 外环骨板；3. 间骨板；4. 哈弗斯系统

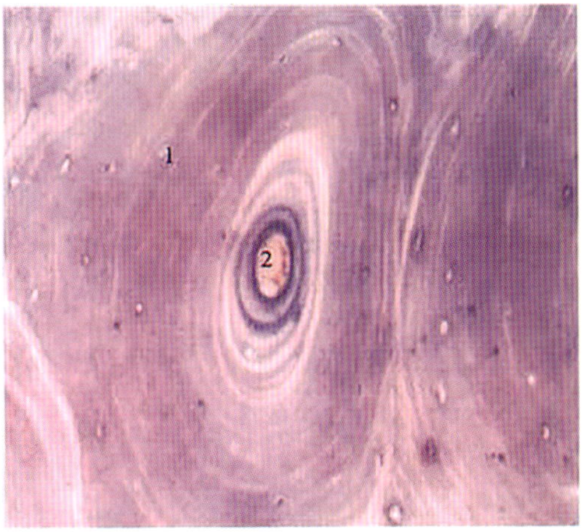


图 5-4　骨切片（高倍）

1. 骨陷窝；2. 中央管

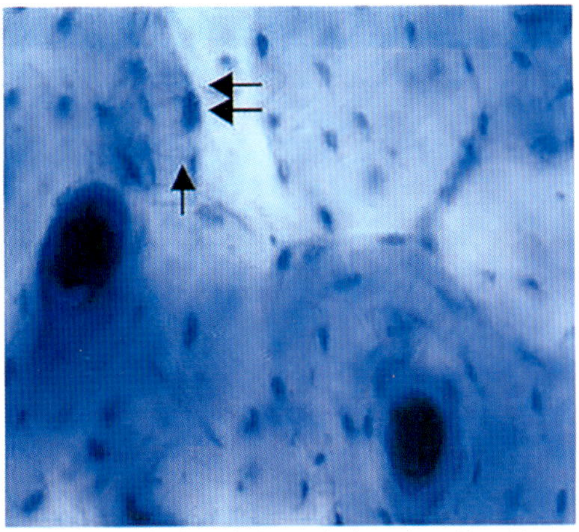

图 5-5　骨磨片（高倍，磨片，大丽紫浸染）

↑骨小管；↑↑骨陷窝

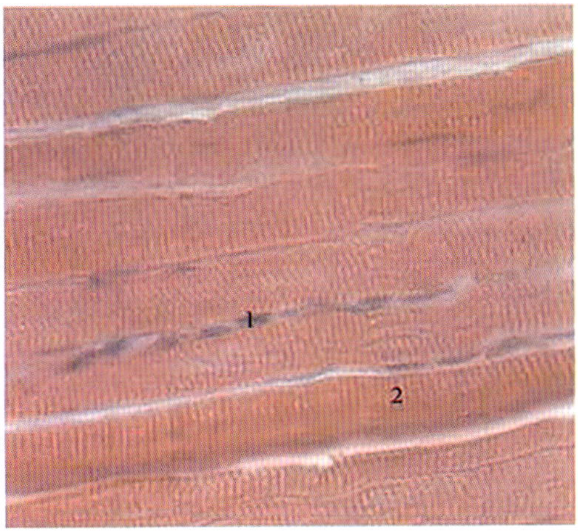


图 6-1　骨骼肌（纵断面，高倍）

1. 肌细胞核；2. 骨骼肌纤维

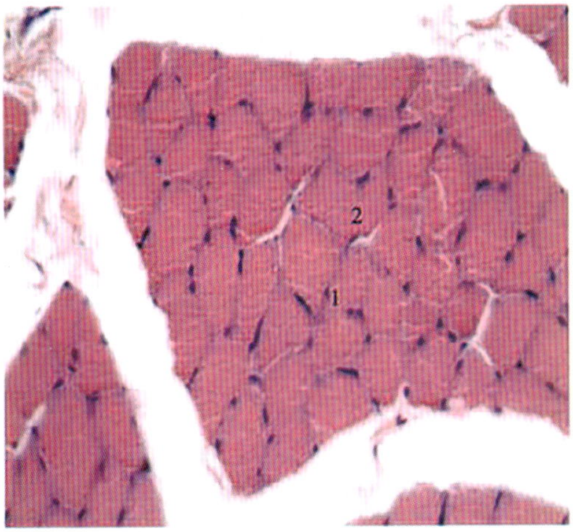


图 6-2　骨骼肌（横断面，高倍）

1. 肌细胞核；2. 骨骼肌纤维

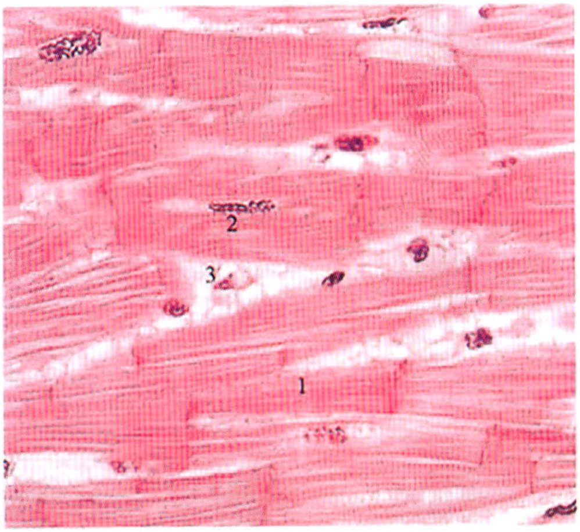


图 6-3　心肌（纵断面，高倍）

1. 闰盘；2. 心肌细胞核；3. 结缔组织

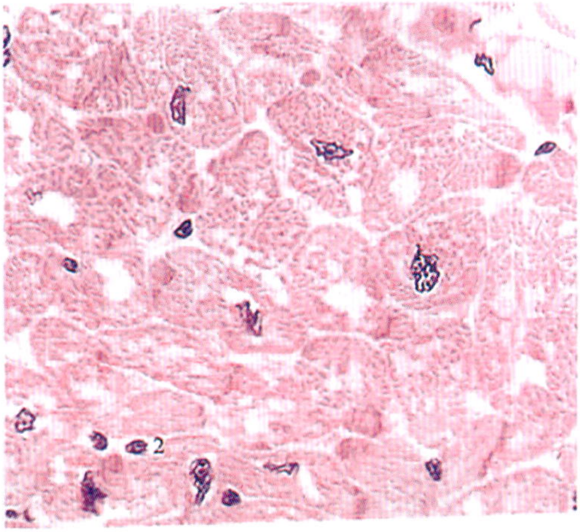


图 6-4　心肌（横断面，高倍）

1. 心肌纤维细胞核；2. 结缔组织

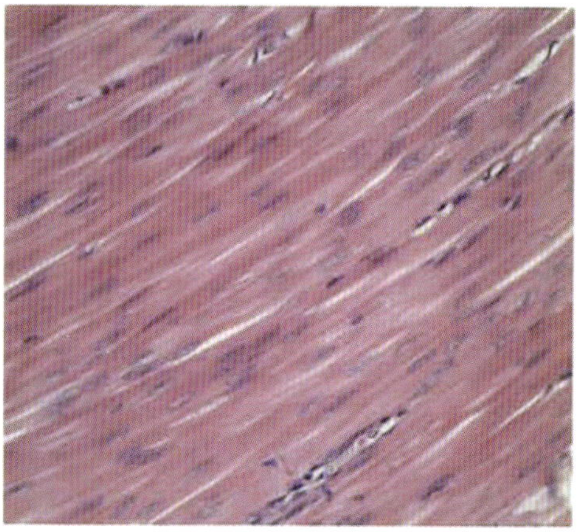

图 6-5　平滑肌（纵断面，高倍）

1. 肌纤维核；2. 平滑肌纤维；3. 结缔组织

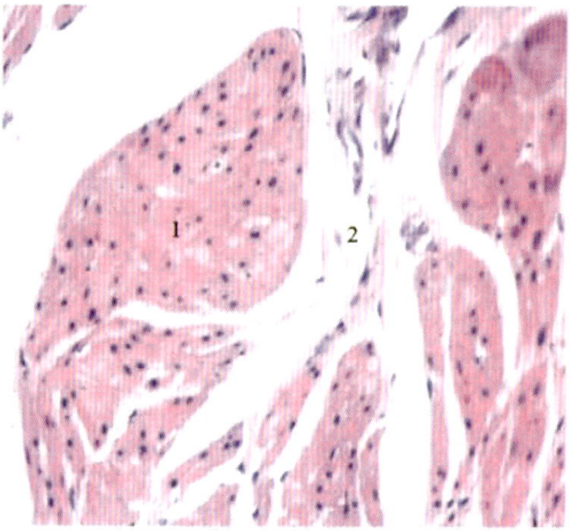


图 6-6　平滑肌（横断面，高倍）

1. 平滑肌纤维；2. 结缔组织

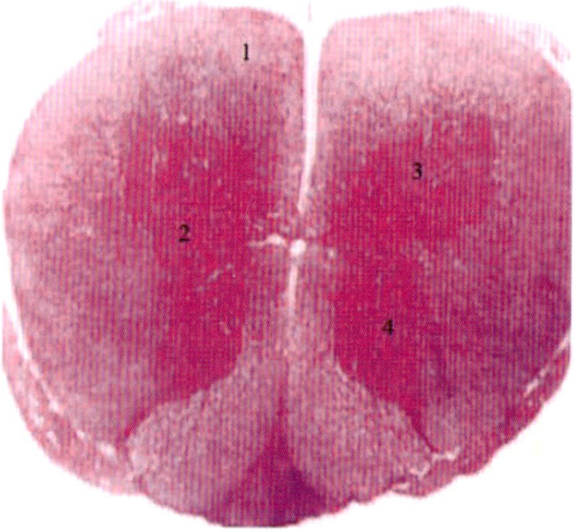


图 7-1　脊髓横断面（王文青图）

1. 白质；2. 灰质；3. 前角；4. 后角

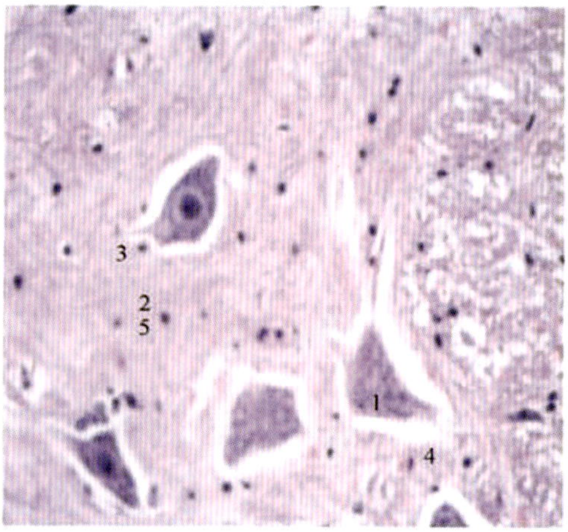


图 7-2　神经元及神经胶质细胞（高倍）

1. 尼氏体；2. 轴丘；3. 轴突；4. 树突；5. 神经胶质细胞

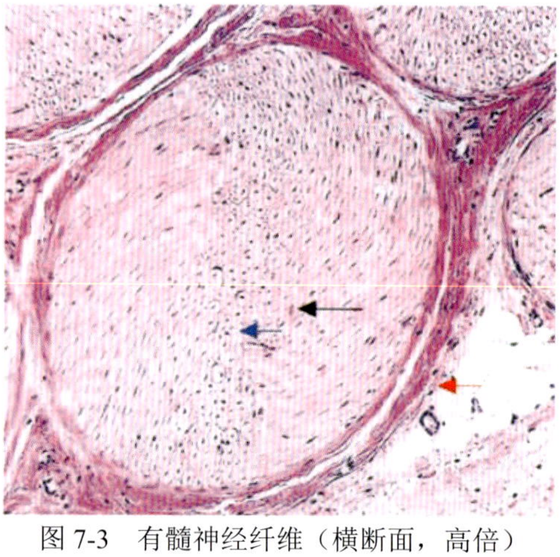

图 7-3　有髓神经纤维（横断面，高倍）

髓鞘↑；轴突↑；神经束膜↑

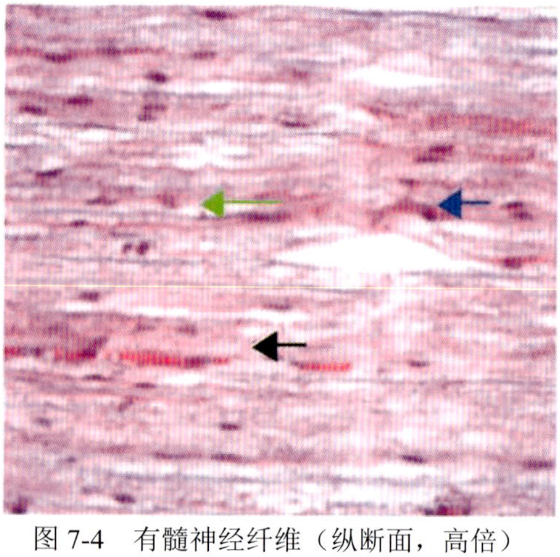

图 7-4　有髓神经纤维（纵断面，高倍）

朗飞结↑；髓鞘轴突↑；施万细胞核↑

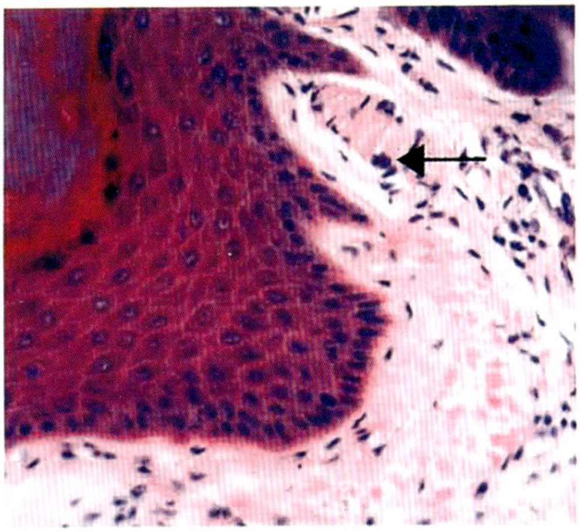

图 7-5　触觉小体（高倍）

↑触觉小体

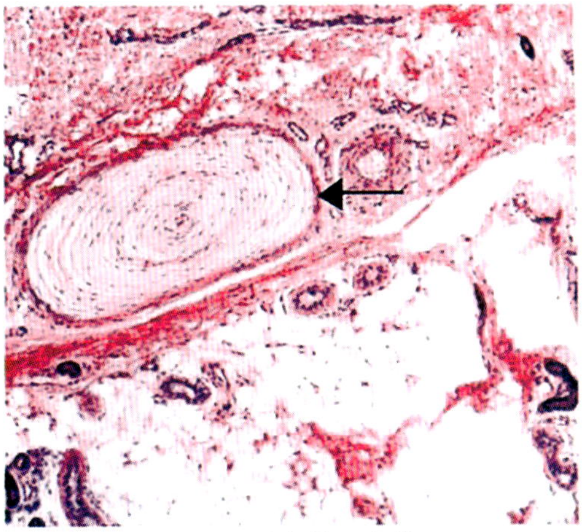

图 7-6　环层小体（高倍）

↑环层小体

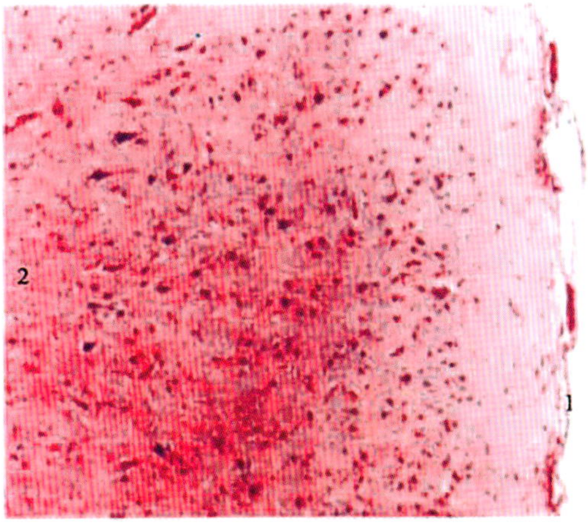


图 8-1　大脑皮质（低倍）

1. 软脑膜；2. 白质

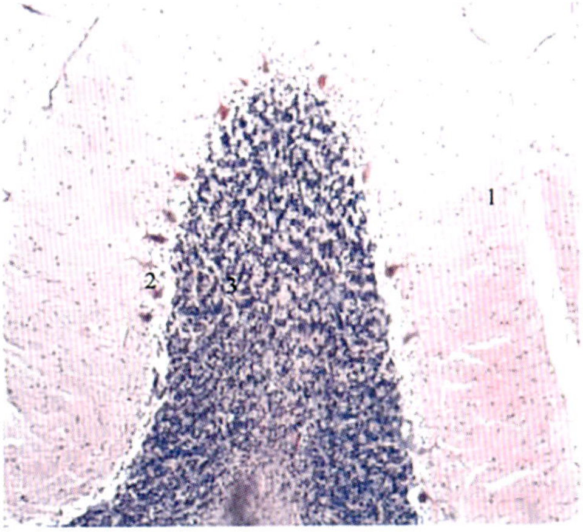


图 8-2　小脑皮质（低倍）

1. 分子层；2. 浦肯野细胞层；3. 颗粒层

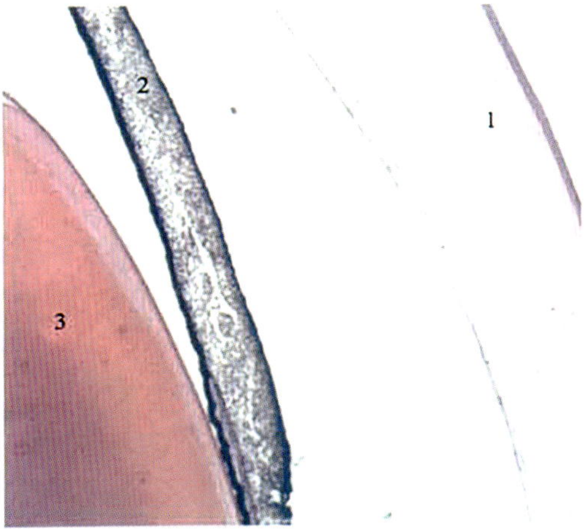


图 9-1　眼球壁（低倍）

1. 角膜；2. 虹膜；3. 晶状体

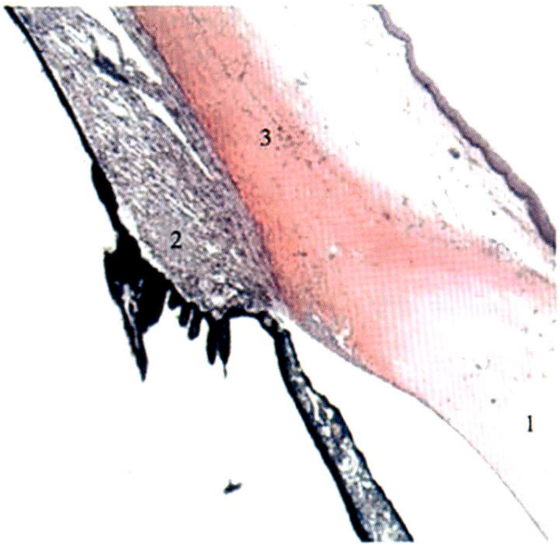


图 9-2　眼球壁（低倍）

1. 巩膜；2. 睫状体；3. 虹膜

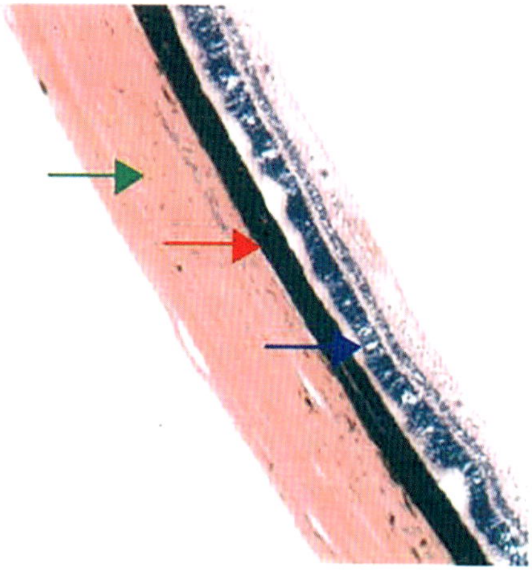

图 9-3　眼球外侧壁（低倍）

视网膜↑；脉络膜↑；巩膜↑

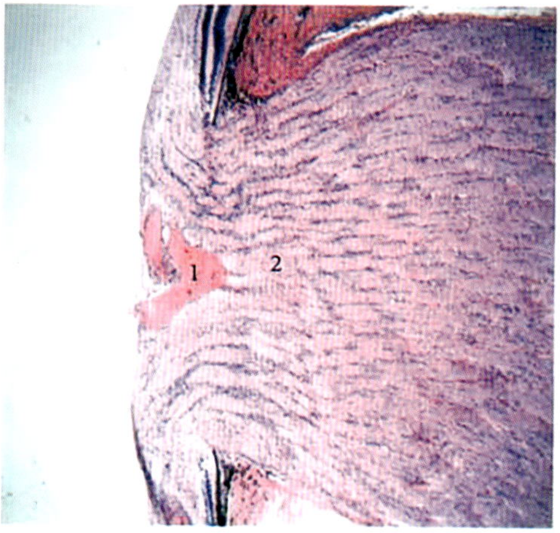


图 9-4　视神经乳头（低倍）

1. 血管；2. 视神经

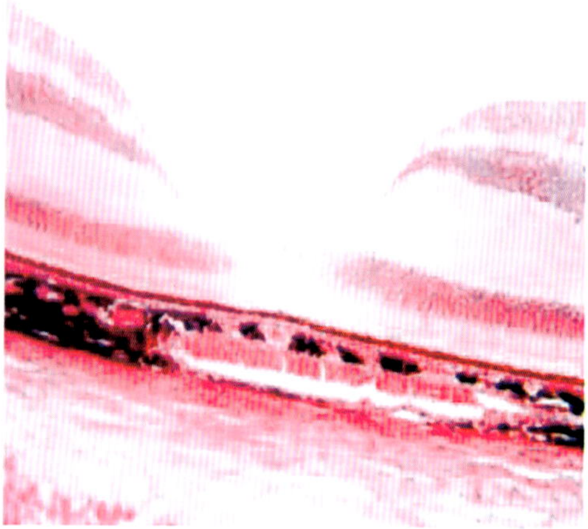

图 9-5　黄斑及中央凹（低倍）

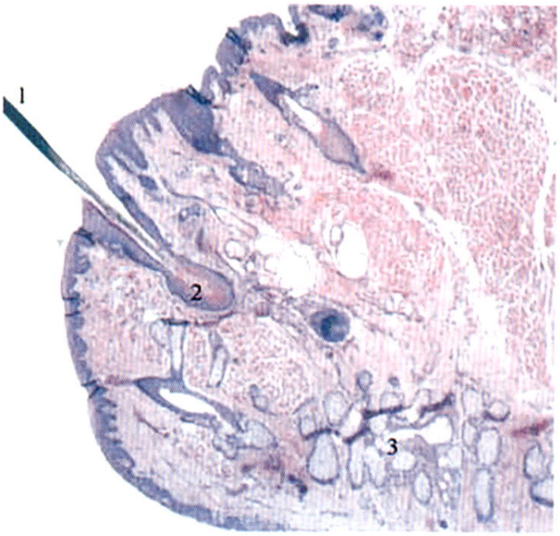


图 9-6　眼睑（低倍）

1. 睫毛；2. 毛球；3. 睑板腺

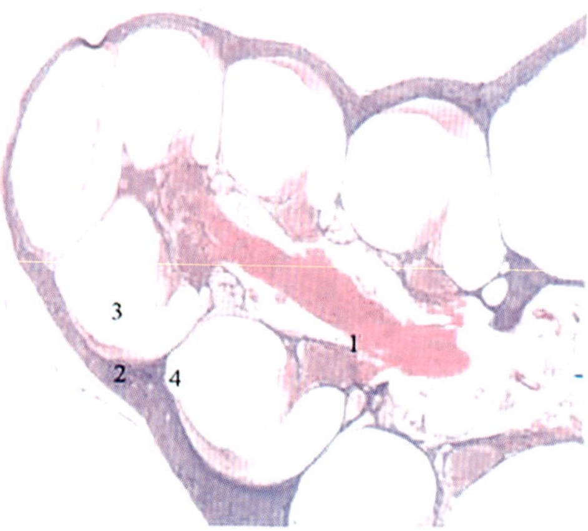


图 9-7　耳蜗（低倍）

1. 蜗轴；2. 膜蜗管；3. 前庭阶；4. 鼓室阶

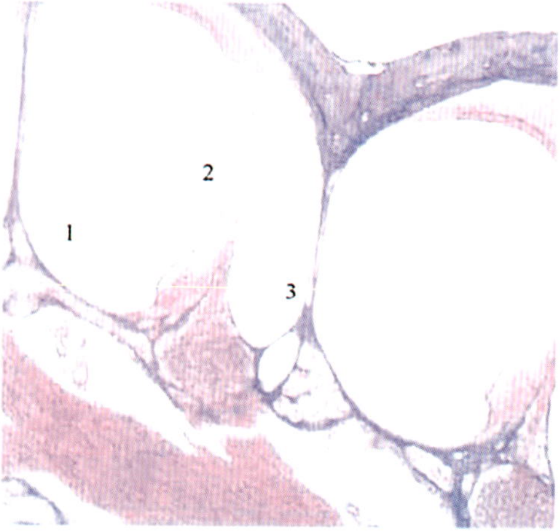


图 9-8　膜蜗管（低倍）

1. 前庭阶；2. 膜蜗管；3. 鼓室阶

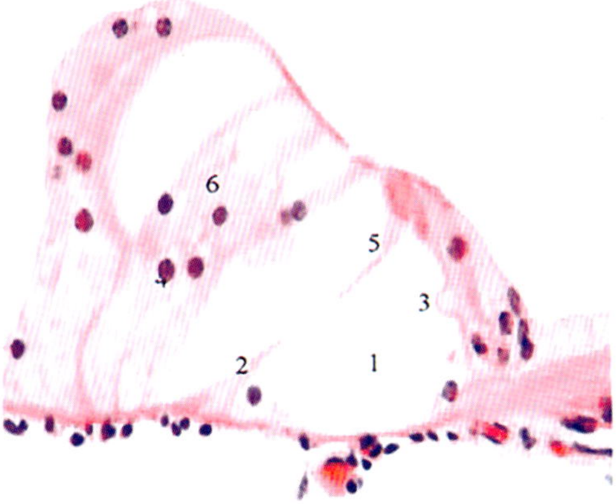


图 9-9　螺旋器（高倍）

1. 内柱细胞；2. 外柱细胞；3. 内指细胞；4. 外指细胞
5. 内毛细胞；6. 外毛细胞

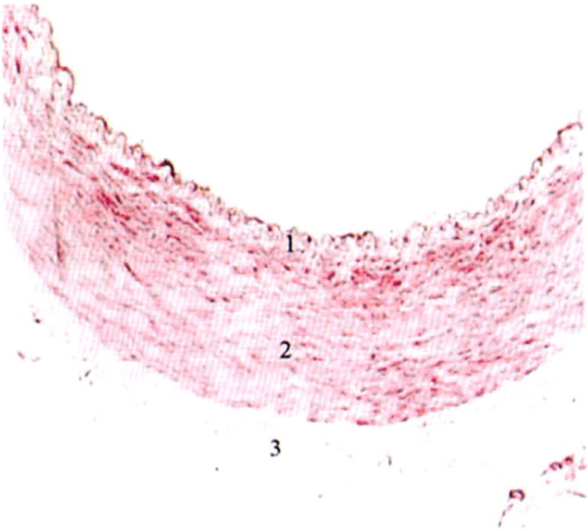


图 10-1　中动脉（低倍）

1. 内膜；2. 中膜；3. 外膜

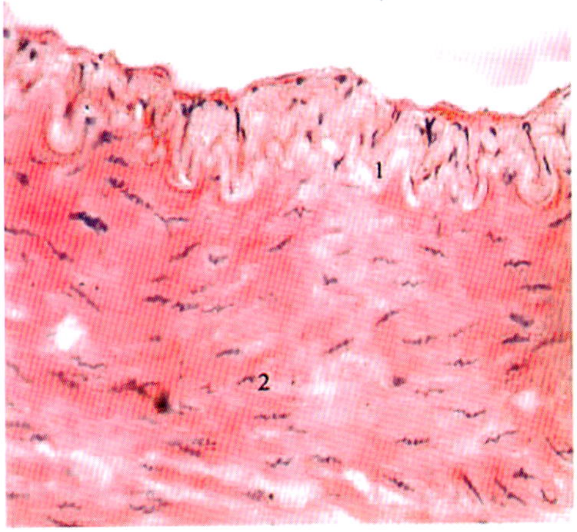


图 10-2　中动脉（高倍）

1. 内弹性膜；2. 中膜平滑肌

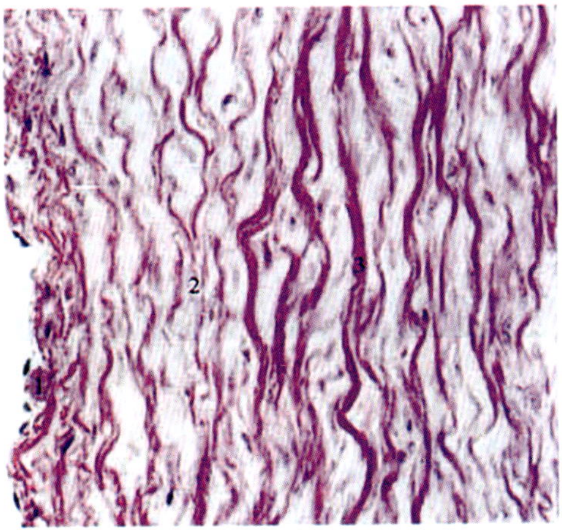


图 10-3　大动脉（高倍）

1. 内膜；2. 中膜；3. 弹性膜

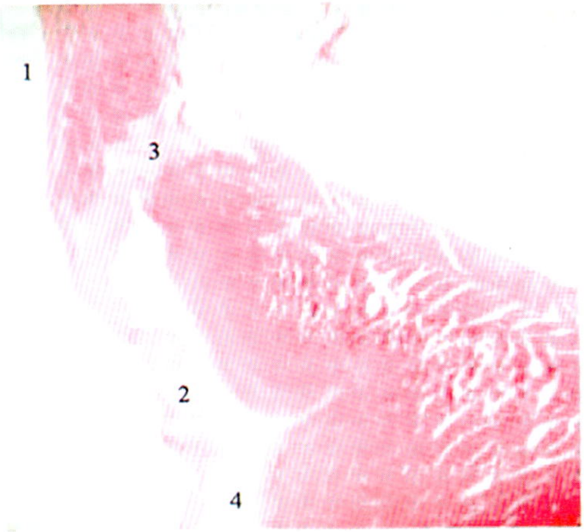


图 10-4　心脏（低倍）

1. 心房；2. 心瓣膜；3. 心骨骼；4. 心室

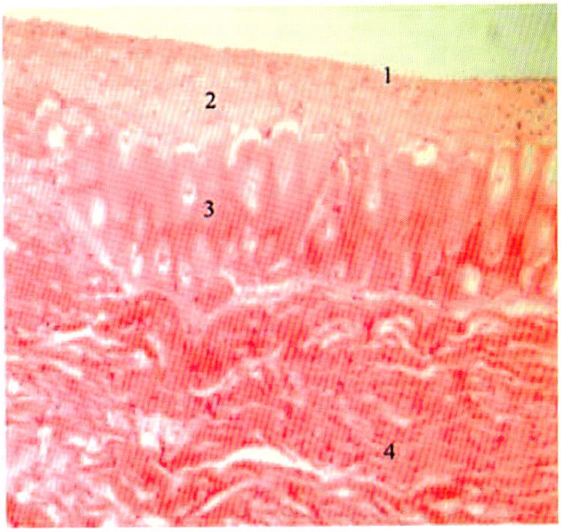


图 10-5　心脏（低倍）

1. 内皮；2. 内皮下层；3. 心内膜下层束细胞；4. 心肌膜

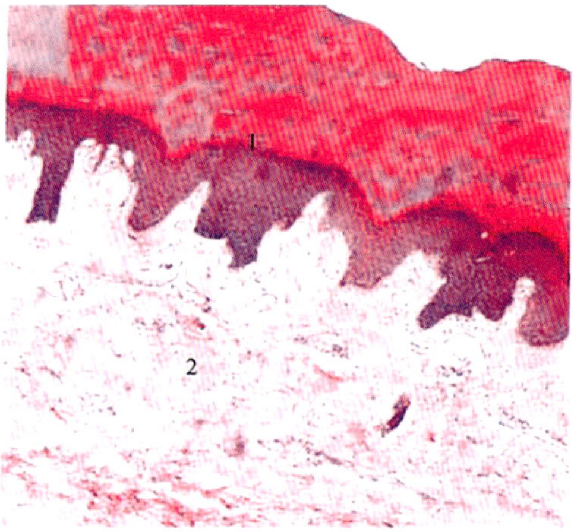


图 11-1　无毛皮（低倍）

1. 表皮；2. 真皮

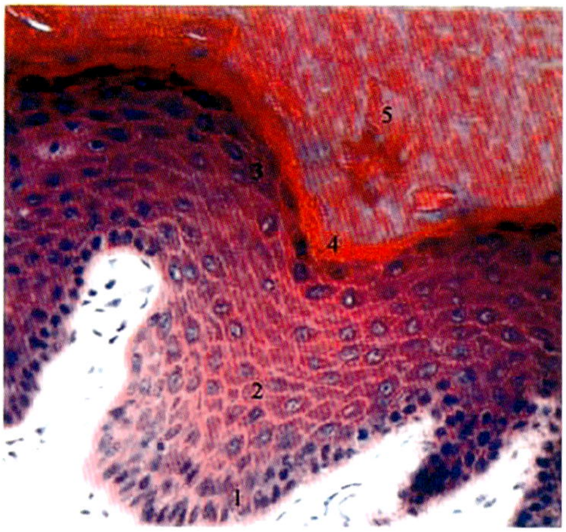


图 11-2　无毛皮（高倍）

1. 基底层；2. 棘层；3. 颗粒层；4. 透明层；5. 角质层

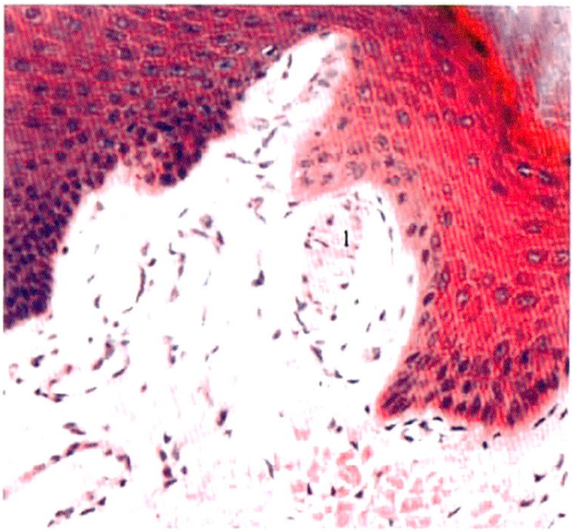


图 11-3　无毛皮（高倍）

1. 触觉小体

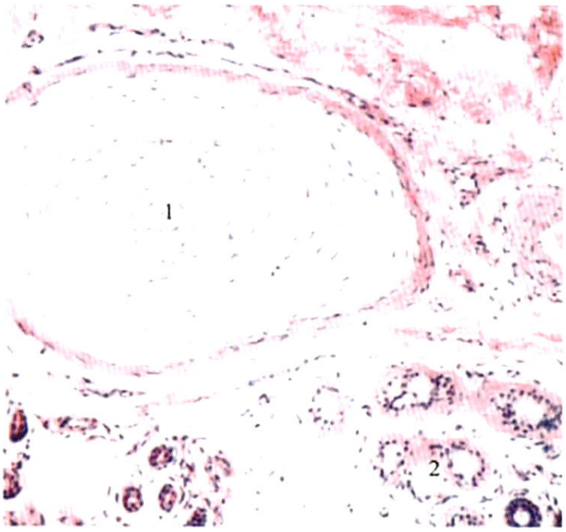


图 11-4　无毛皮（高倍）

1. 环层小体；2. 汗腺

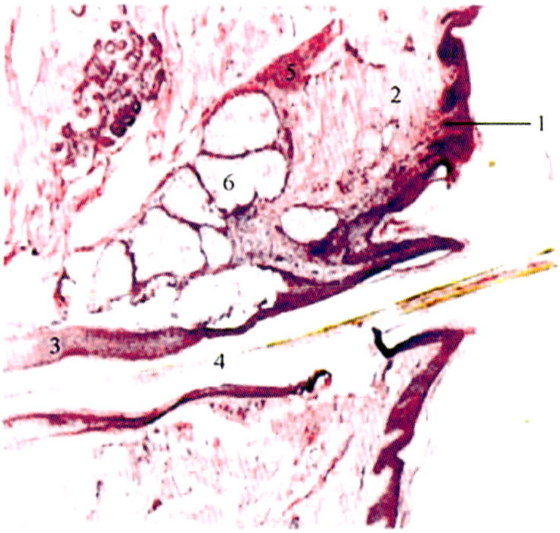


图 11-5　有毛皮（低倍）

1. 表皮；2. 真皮；3. 毛囊；4. 毛根；5. 立毛肌；6. 皮脂腺

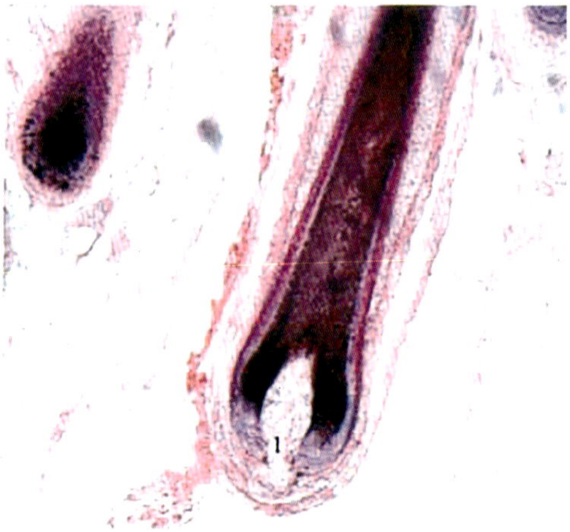


图 11-6　有毛皮（低倍）

1. 毛乳头

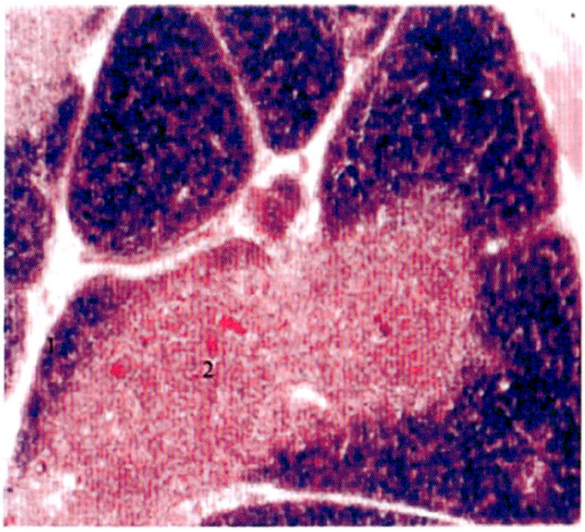


图 12-1　胸腺（高倍）

1. 皮质；2. 髓质

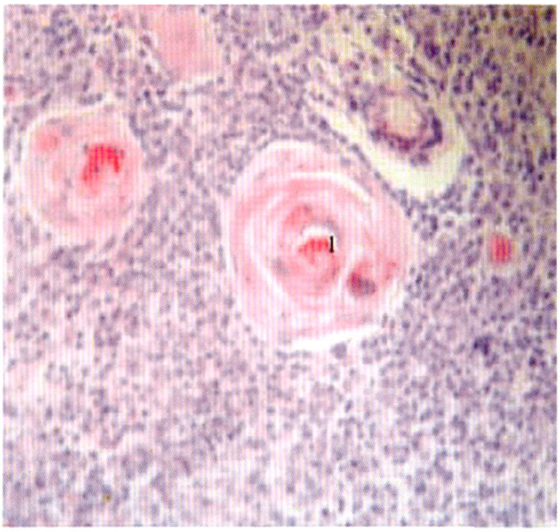


图 12-2　胸腺（高倍）

1. 胸腺小体

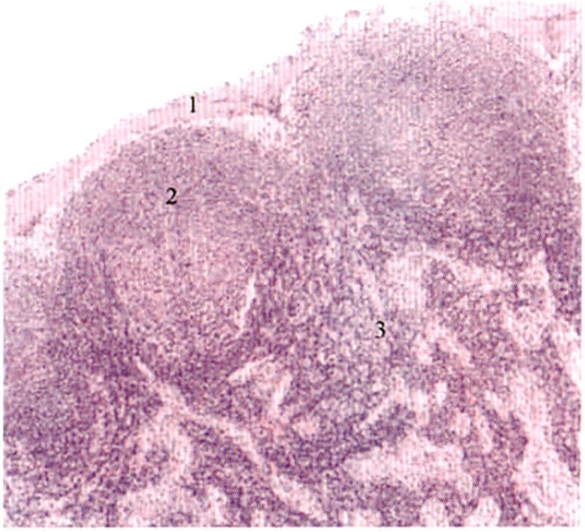


图 12-3　淋巴结皮质（低倍）

1. 被膜；2. 皮质；3. 髓质

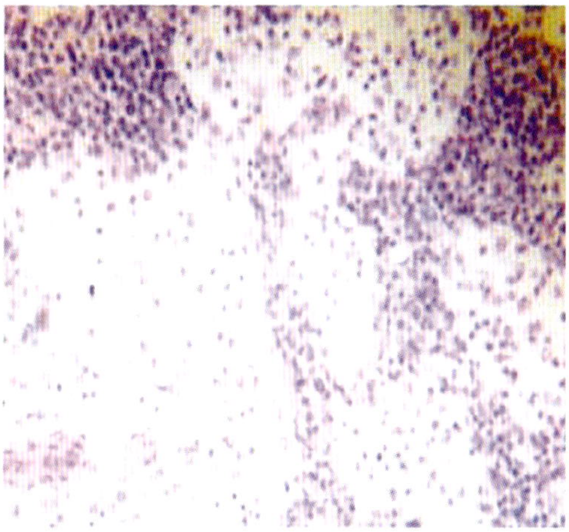

图 12-4　淋巴结髓质（高倍）

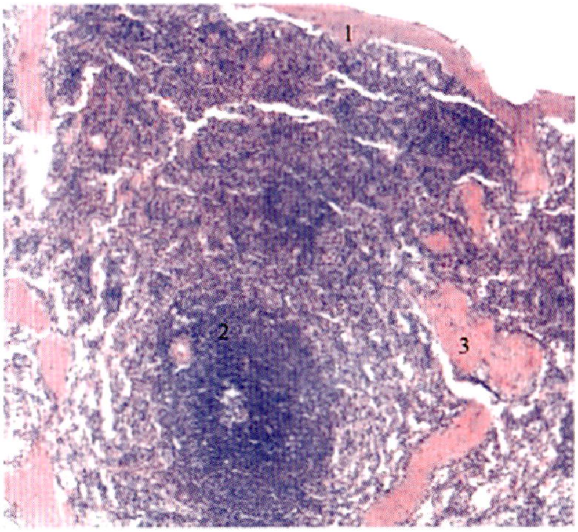


图 12-5　脾（低倍）

1. 被膜；2. 白髓；3. 脾小梁

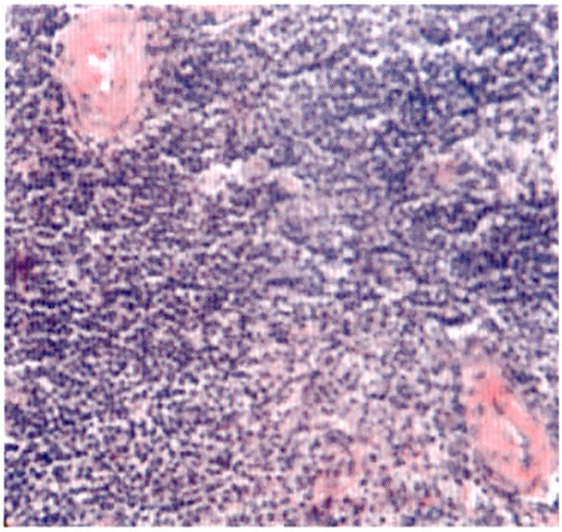

图 12-6　脾红髓（高倍）

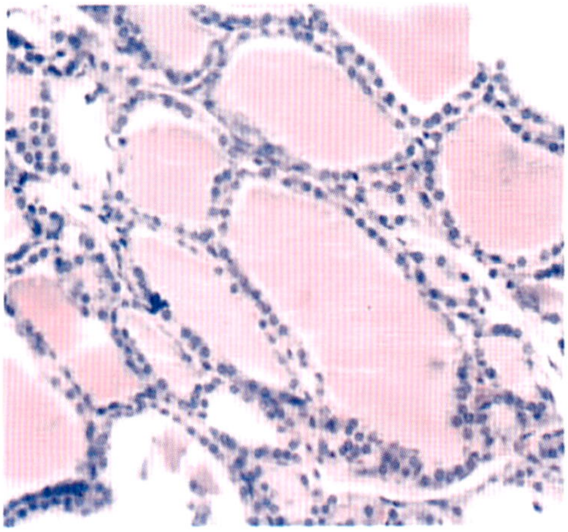

图 13-1　甲状腺（高倍）

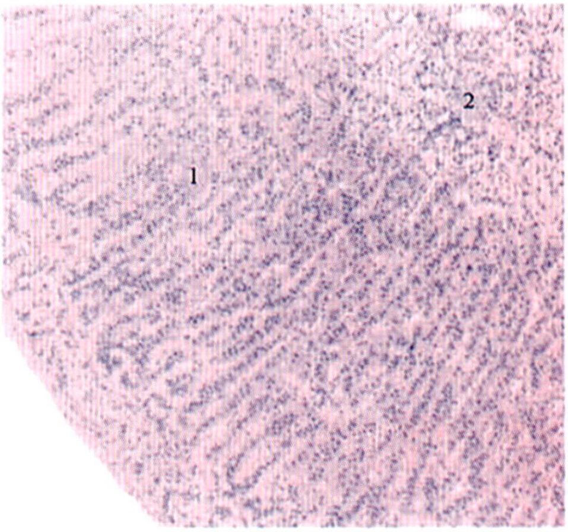


图 13-2　肾上腺（低倍）

1. 皮质；2. 髓质

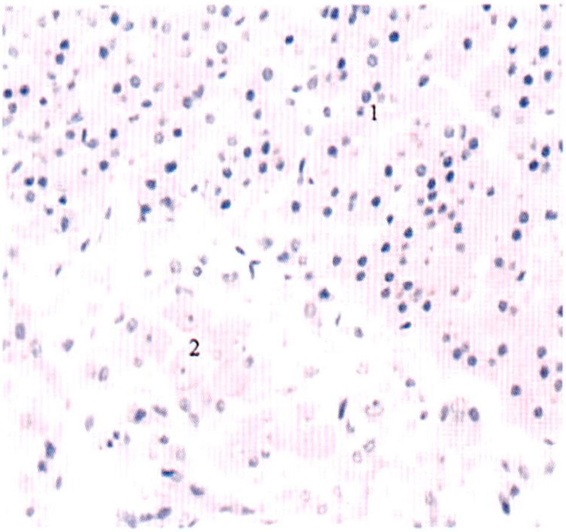


图 13-3　肾上腺（高倍）

1. 皮质；2. 交感神经节细胞

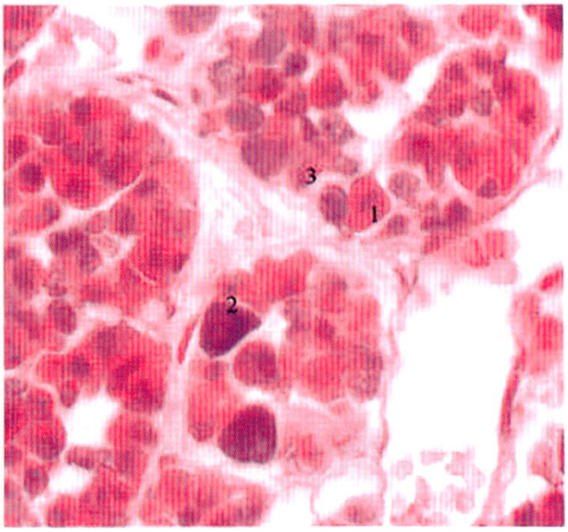


图 13-4　脑垂体远侧部（高倍）

1. 嗜酸性细胞；2. 嗜碱性细胞；3. 嫌色细胞

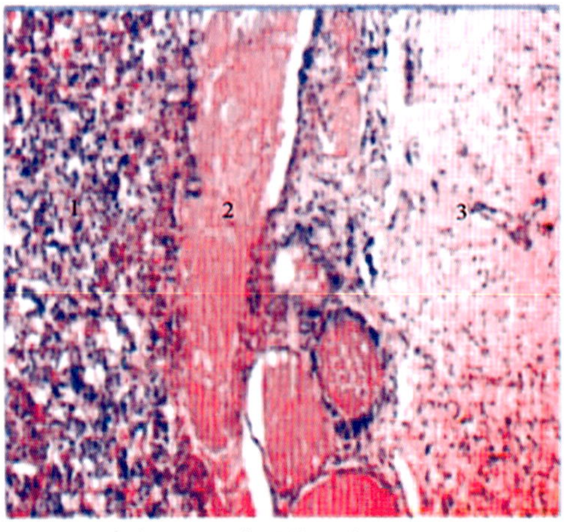


图 13-5　脑垂体（高倍）

1. 远侧部；2. 中间部；3. 神经部

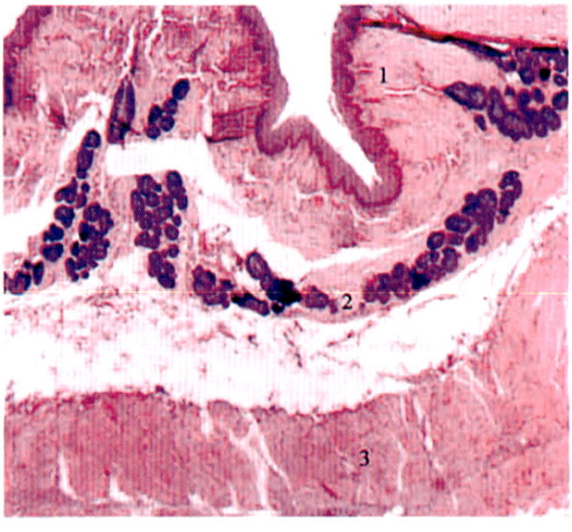


图 14-1　食管（低倍）

1. 黏膜层；2. 黏膜下层（食管腺）；3. 肌层

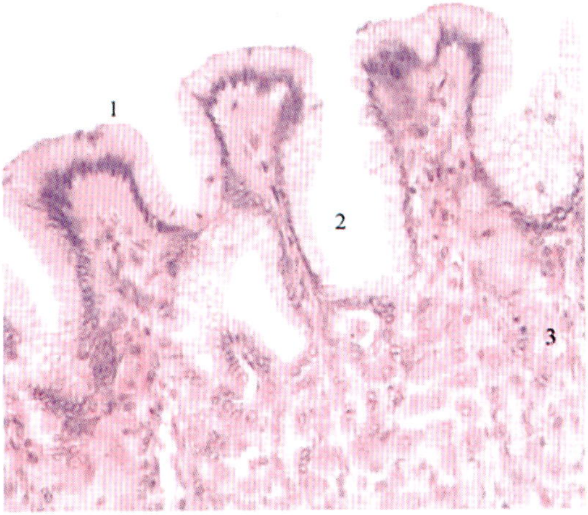


图 14-2　胃底（低倍）

1. 上皮；2. 胃小凹；3. 胃底腺

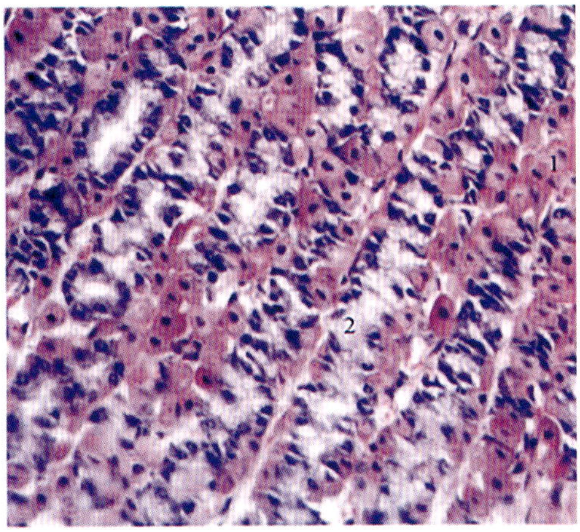


图 14-3　胃底（高倍）

1. 壁细胞；2. 主细胞

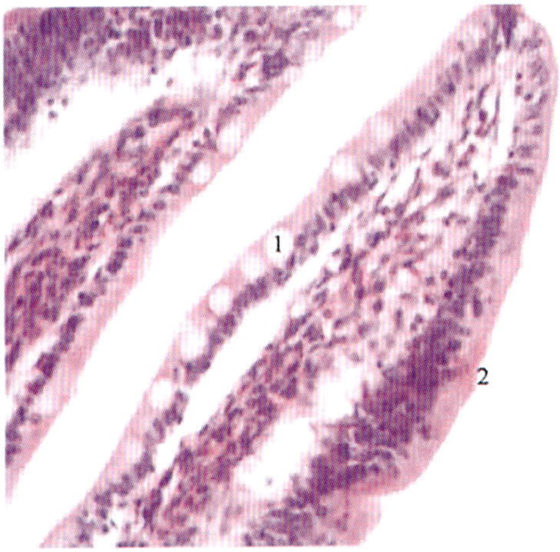


图 14-4　小肠绒毛（高倍）

1. 杯状细胞；2. 纹状缘

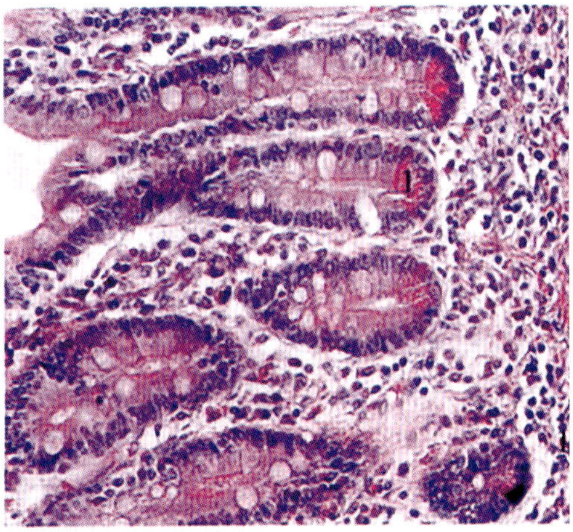


图 14-5　空肠小肠腺（高倍）

1. 帕内特细胞

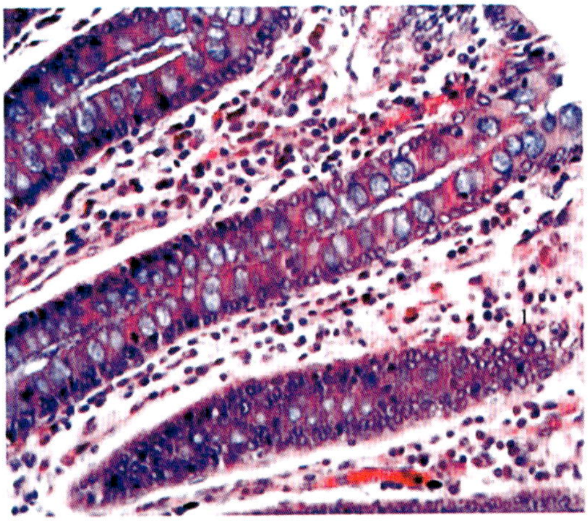


图 14-6　结肠黏膜（高倍）

1. 结肠腺

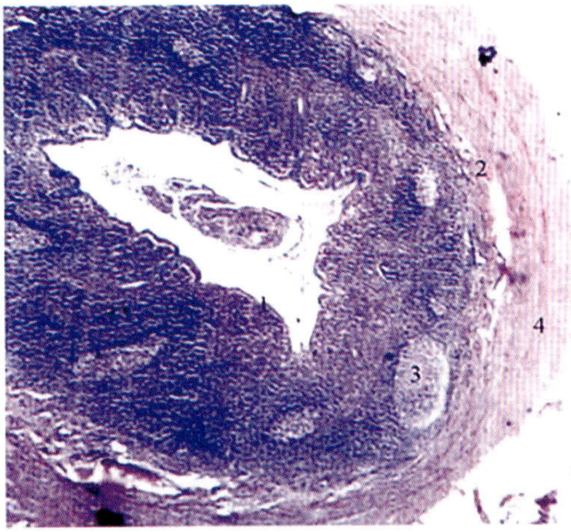


图 14-7　阑尾横断面（低倍）

1. 黏膜；2. 黏膜下层；3. 淋巴小结；4. 肌层

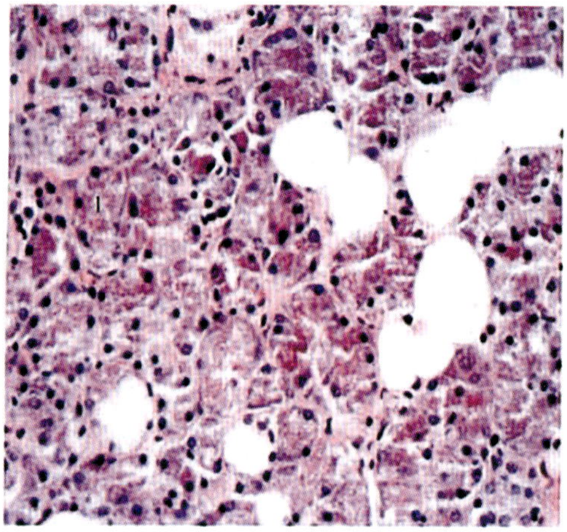


图 15-1　腮腺（低倍）

1. 浆液性腺泡

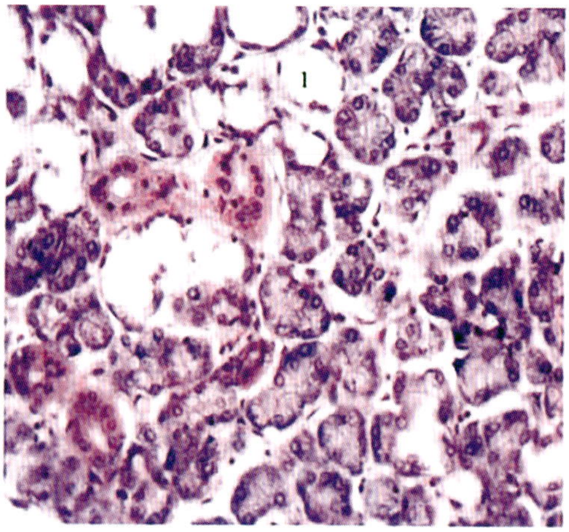


图 15-2　颌下腺（低倍）

1. 黏液性腺泡

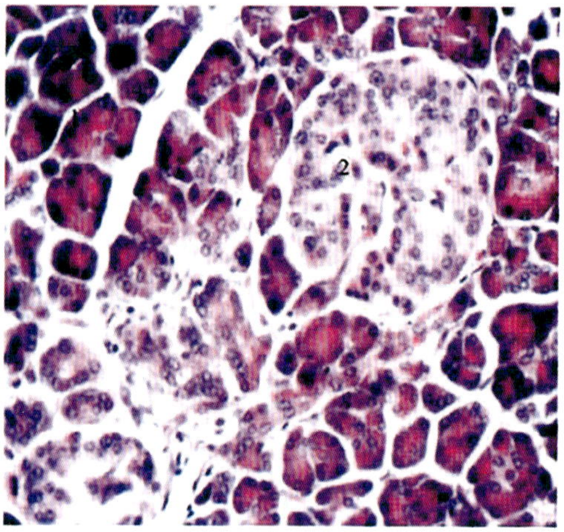


图 15-3　胰腺（低倍）

1. 外分泌部；2. 胰岛

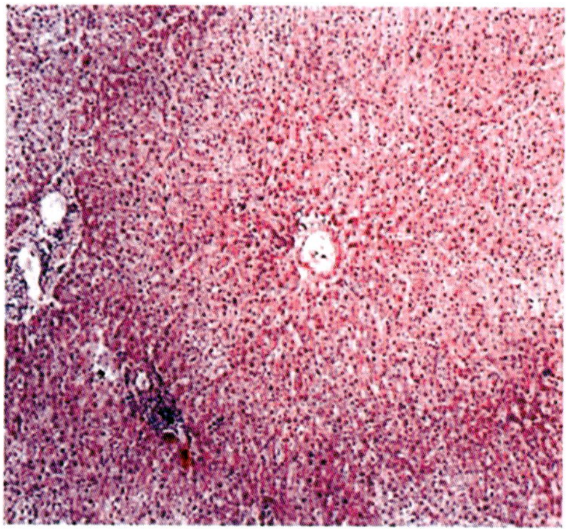

图 15-4　肝小叶（低倍）

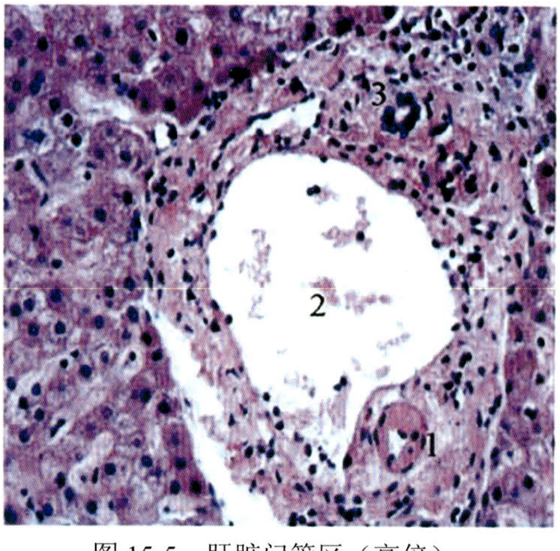


图 15-5　肝脏门管区（高倍）

1. 小叶间动脉；2. 小叶间静脉；3. 小叶间胆管

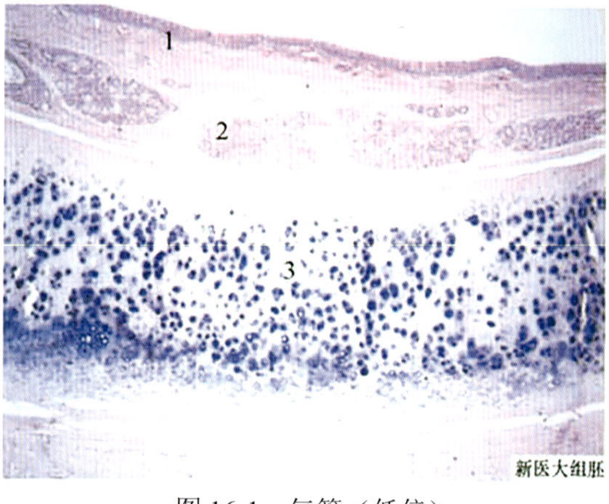


图 16-1　气管（低倍）

1. 黏膜；2. 黏膜下层；3. 软骨

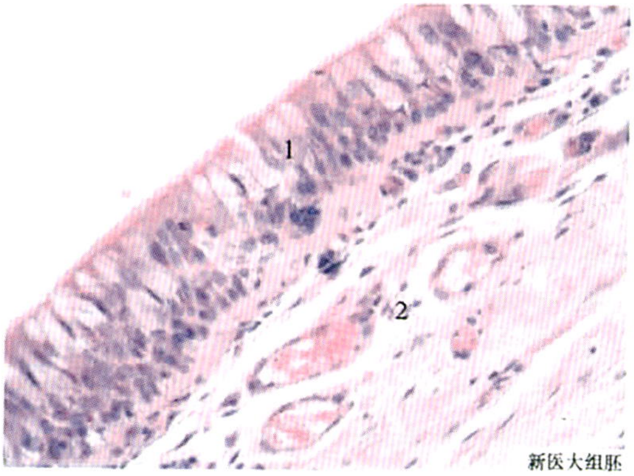


图 16-2　气管黏膜（高倍）

1. 假复层纤毛柱状上皮；2. 固有层

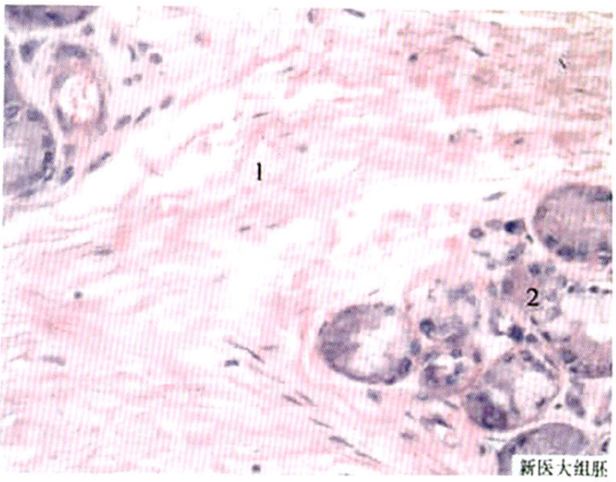


图 16-3　气管黏膜下层（高倍）

1. 疏松结缔组织；2. 混合性腺

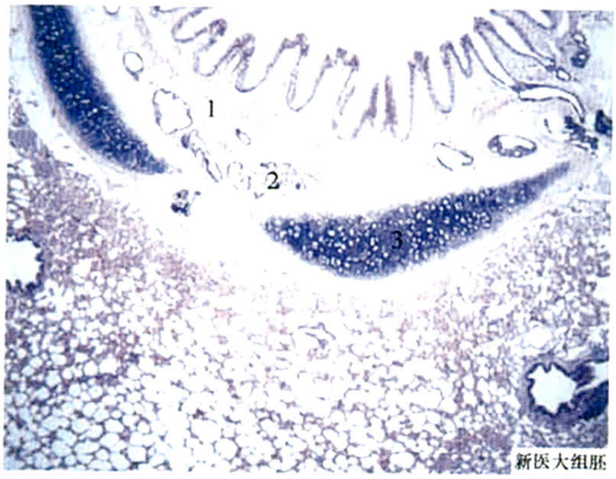


图 16-4　肺内小支气管（低倍）

1. 平滑肌；2. 混合性腺；3. 软骨片

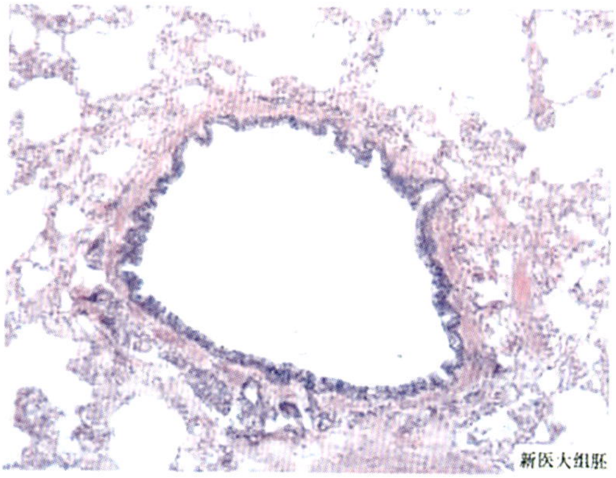


图 16-4　肺细支气管（低倍）

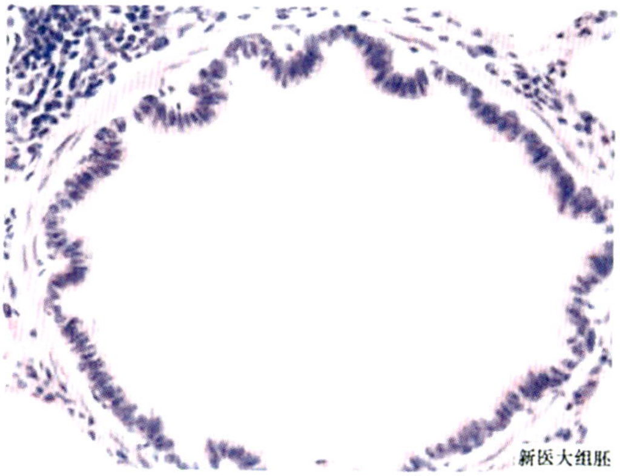


图 16-6　终末细支气管（高倍）

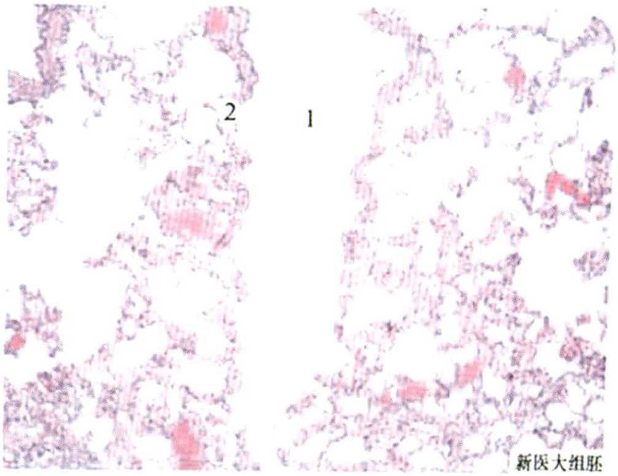


图 16-7　肺（低倍）

1. 呼吸性细支气管；2. 肺泡

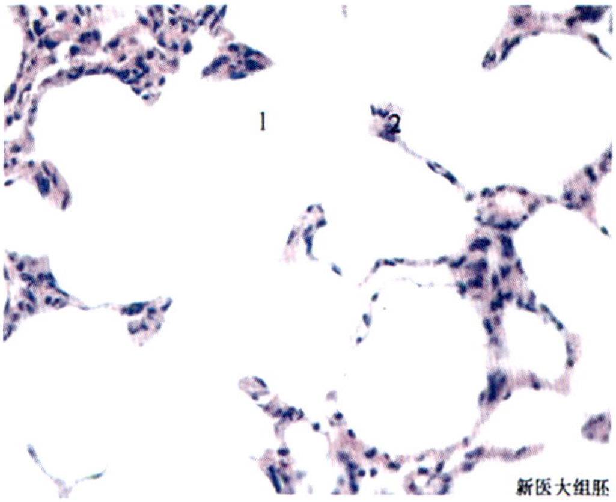


图 16-8　肺（高倍）

1. 肺泡管；2. 结节状膨大

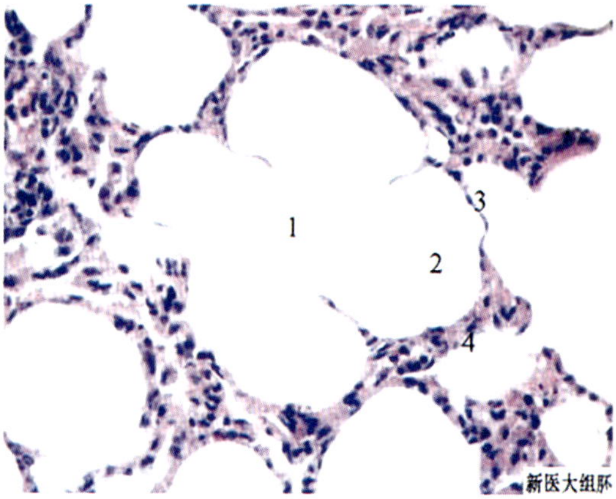


图 16-9　肺（低倍）

1. 肺泡囊；2. 肺泡；3. Ⅰ型肺泡上皮细胞；4. Ⅱ型肺泡上皮细胞

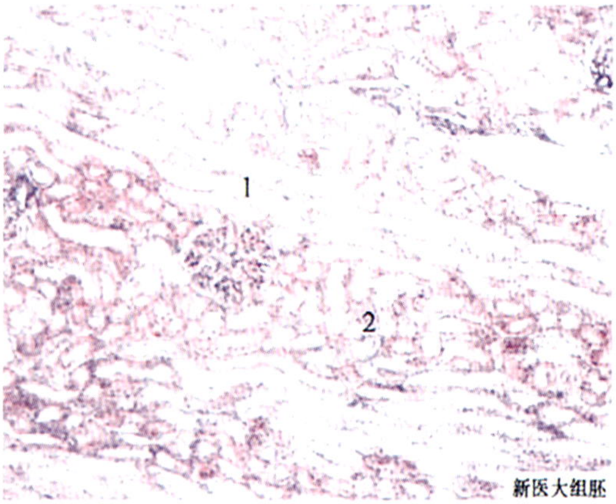


图 17-1　肾（低倍）

1. 髓放线；2. 皮质迷路

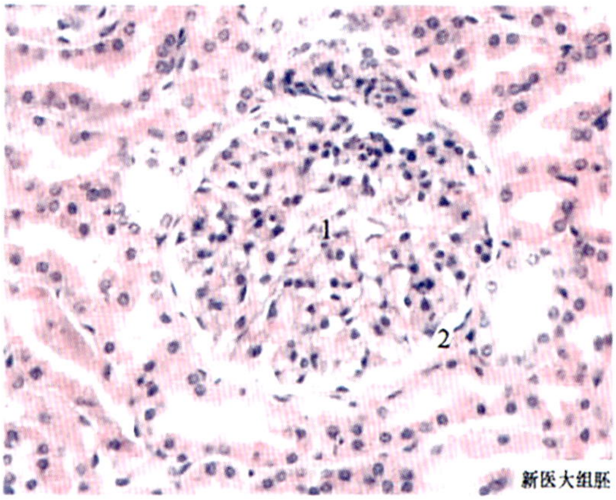


图 17-2　肾小体（高倍）

1. 血管球；2. 肾小囊

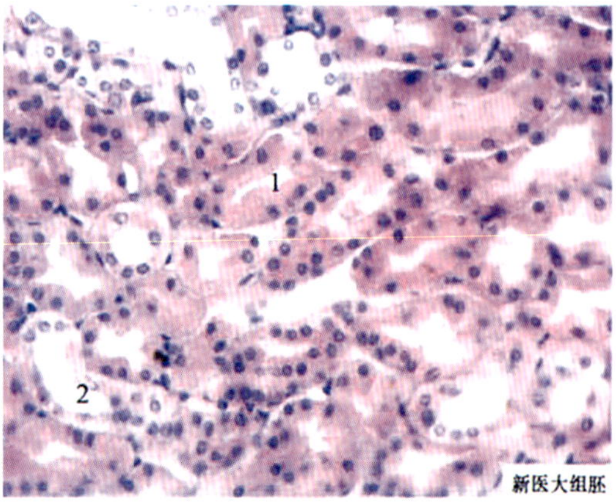


图 17-3　肾（高倍）

1. 近端小管；2. 远端小管

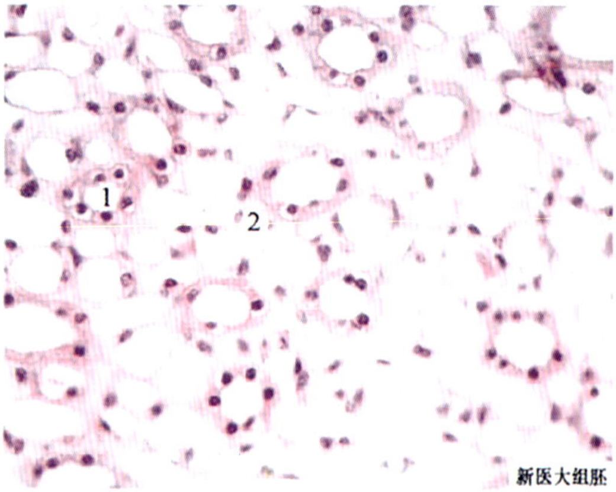


图 17-4　肾（高倍）

1. 集合管；2. 细段

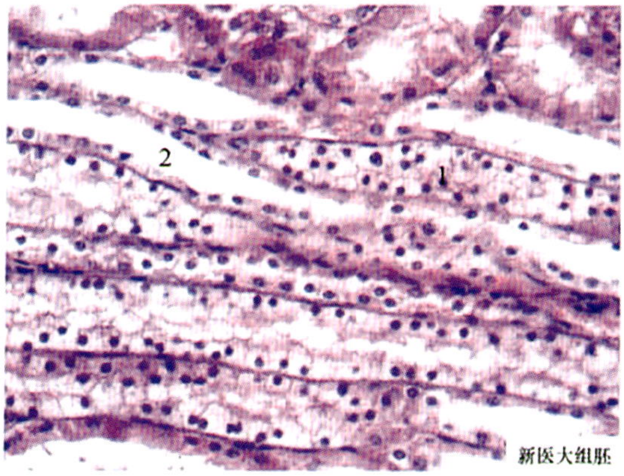


图 17-5 肾（高倍）

1. 集合管；2. 远端小管

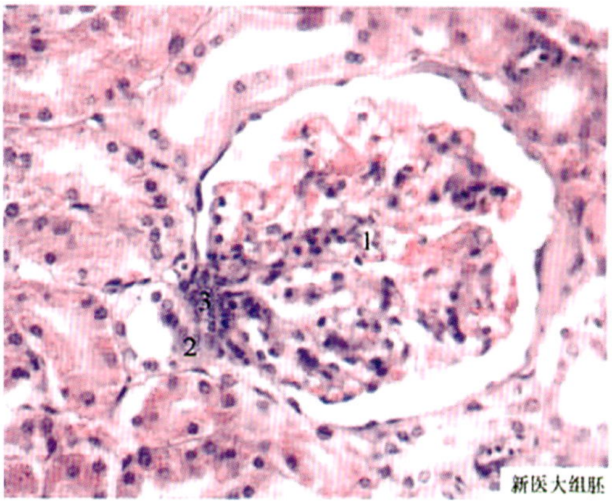


图 17-6 肾（高倍）

1. 肾小体；2. 致密斑；3. 球外系膜细胞

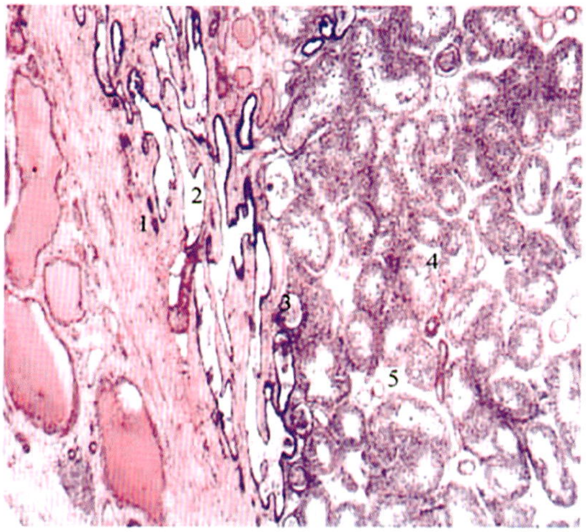


图 18-1 睾丸（低倍）

1. 睾丸纵隔；2. 睾丸网；3. 直精小管；4. 生精小管；5. 睾丸间质

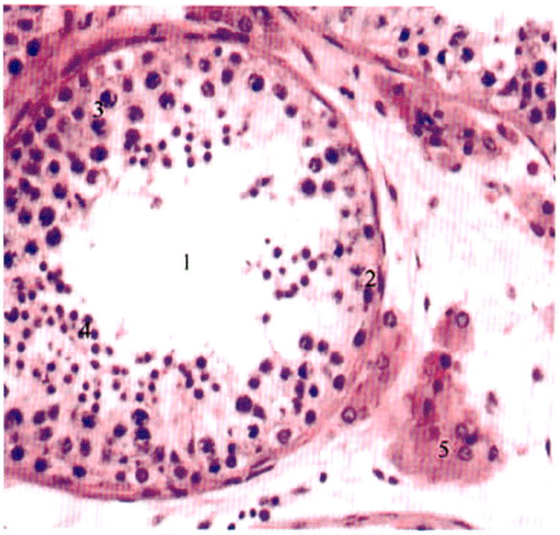


图 18-2 睾丸（高倍）

1. 生精小管；2. 精原细胞；3. 初级精母细胞；4. 精子细胞；5. 睾丸间质细胞

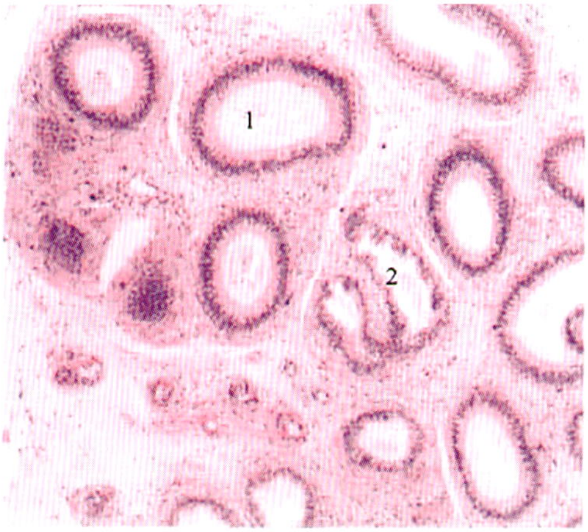


图 18-3 附睾（低倍）

1. 附睾管；2. 输出小管

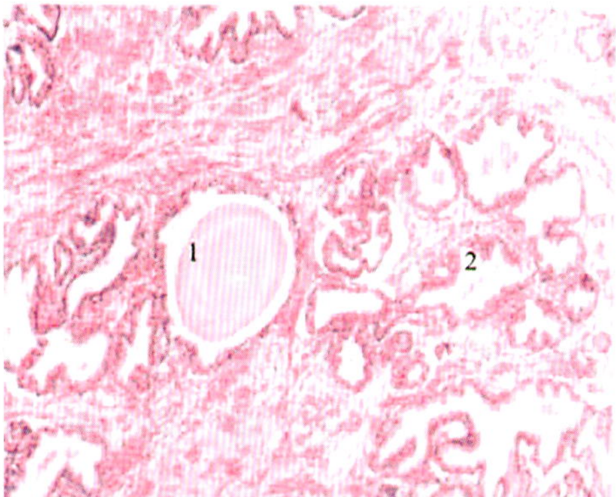


图 18-4 前列腺（低倍）

1. 前列腺凝固体；2. 腺泡

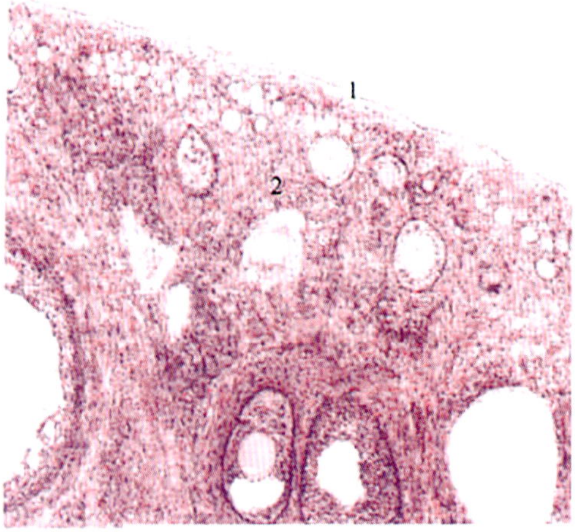


图 19-1　卵巢（低倍）

1. 被膜；2. 皮质

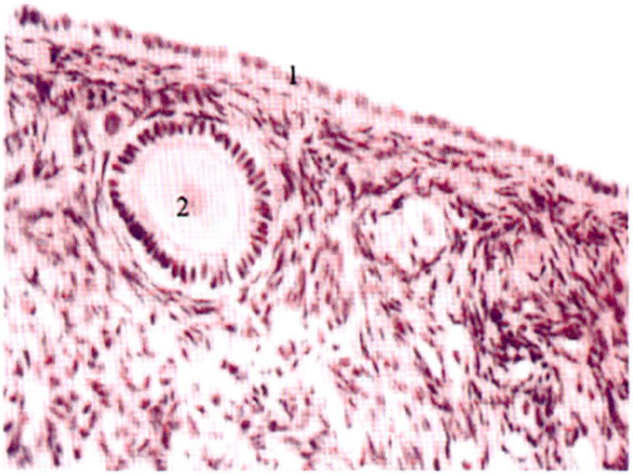


图 19-2　卵巢（高倍）

1. 表面上皮；2. 初级卵泡

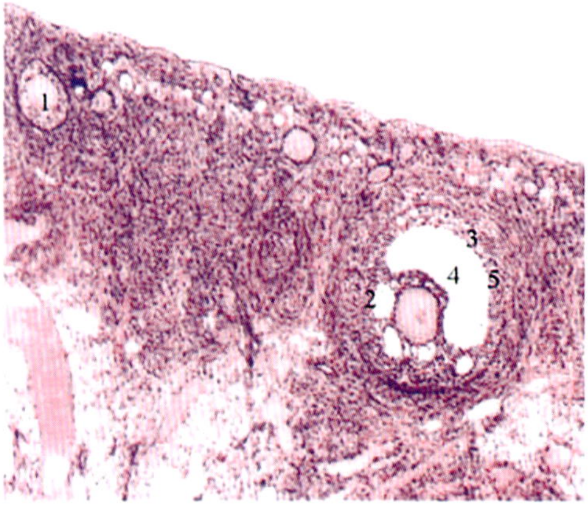


图 19-3　卵巢（低倍）

1. 初级卵泡；2. 次级卵泡；3. 颗粒层；4. 卵泡腔；5. 卵泡膜

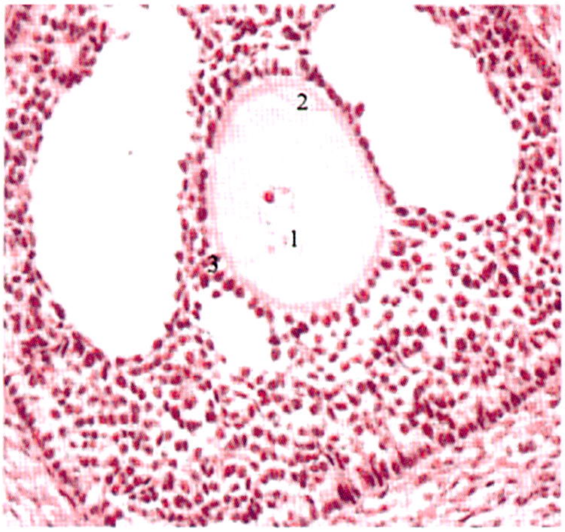


图 19-4　卵巢次级卵泡（高倍）

1. 初级卵母细胞核；2. 透明带；3. 放射冠

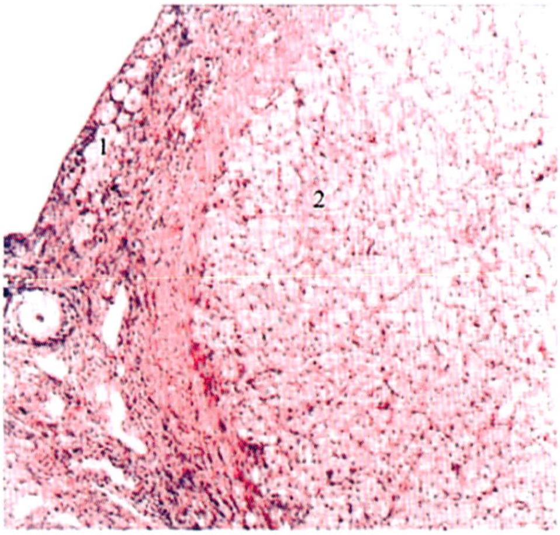


图 19-5　卵巢（低倍）

1. 原始卵泡；2. 黄体

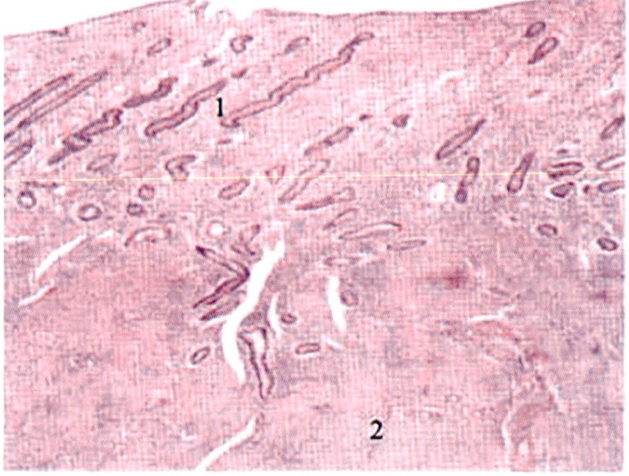


图 19-6　子宫（低倍）

1. 内膜；2. 肌层

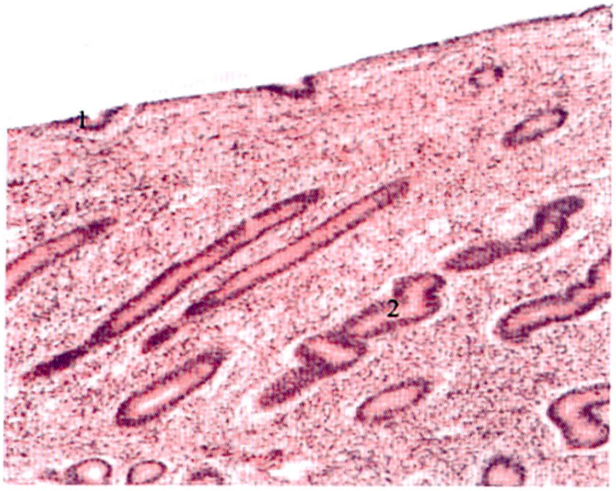


图 19-7　子宫（低倍）

1. 上皮；2. 子宫腺

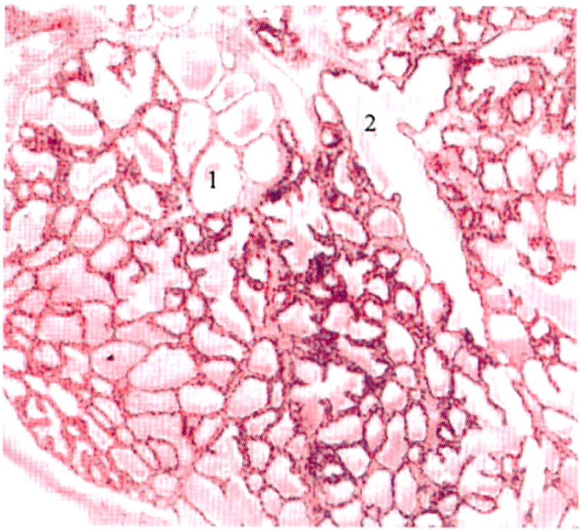


图 19-8　分泌期乳腺（低倍）

1. 腺泡；2. 导管

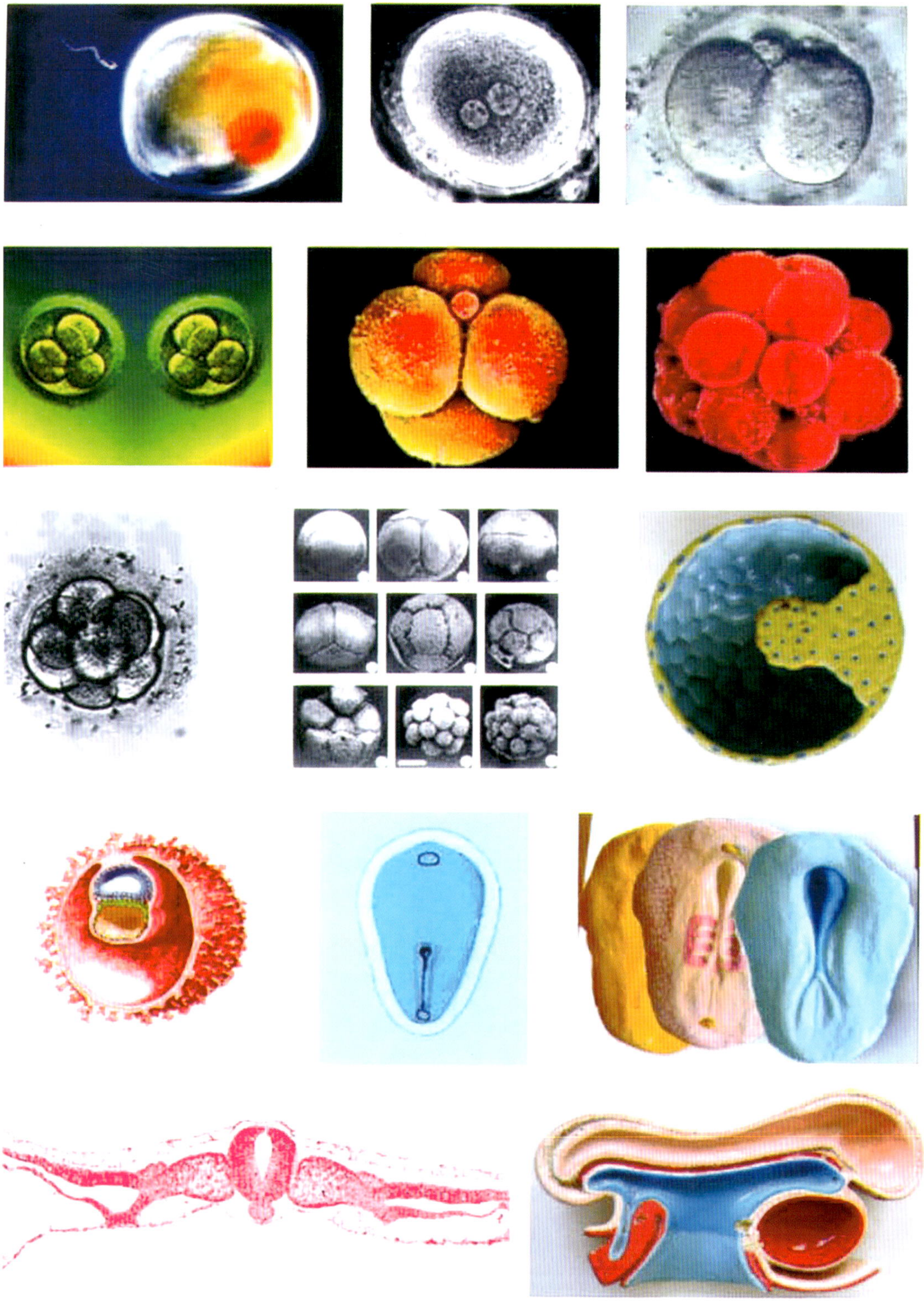

图 20-1　胚体外形动态变化（前 8 周）

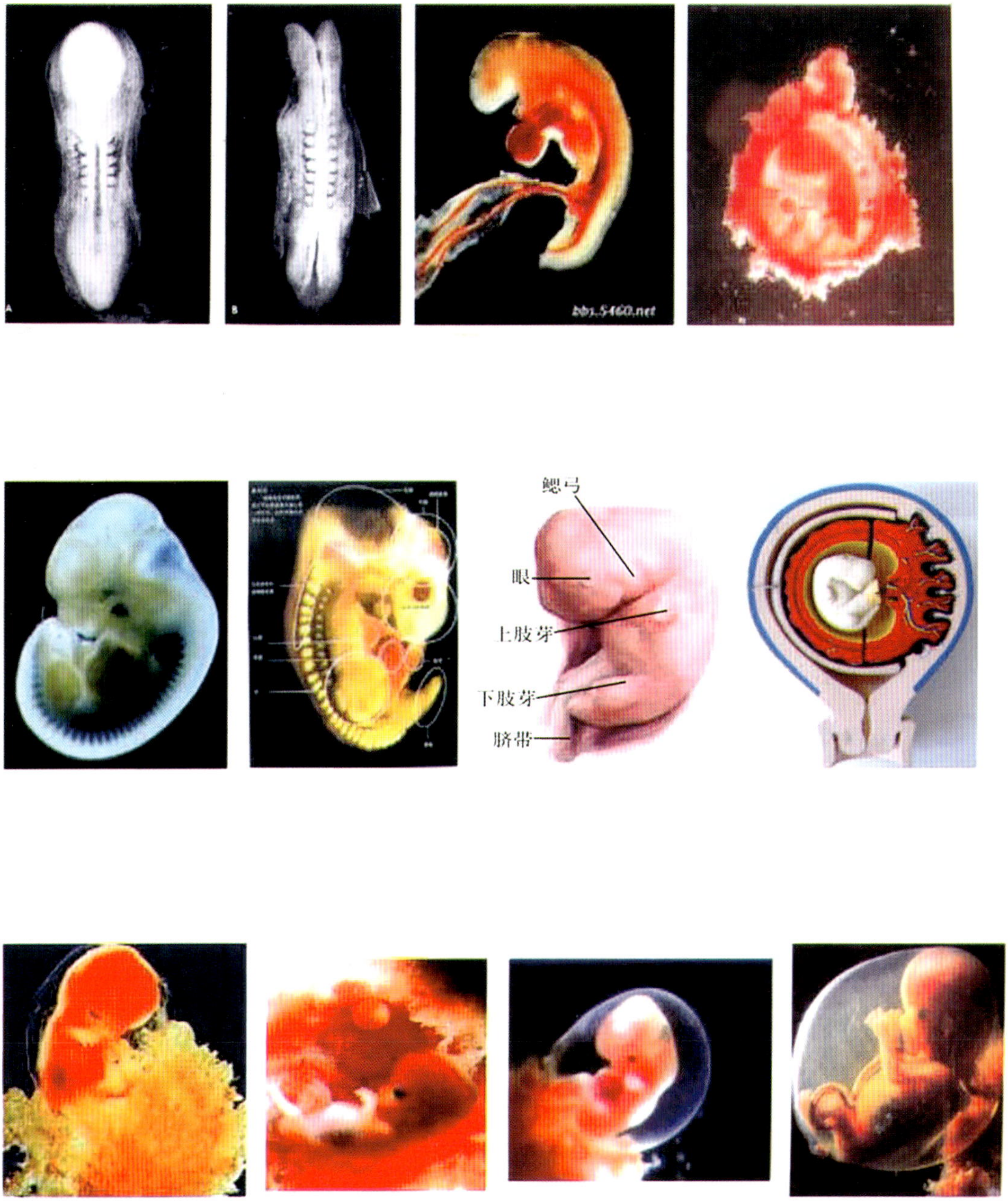


图 20-1　胚胎外形动态变化（前 8 周）（续）

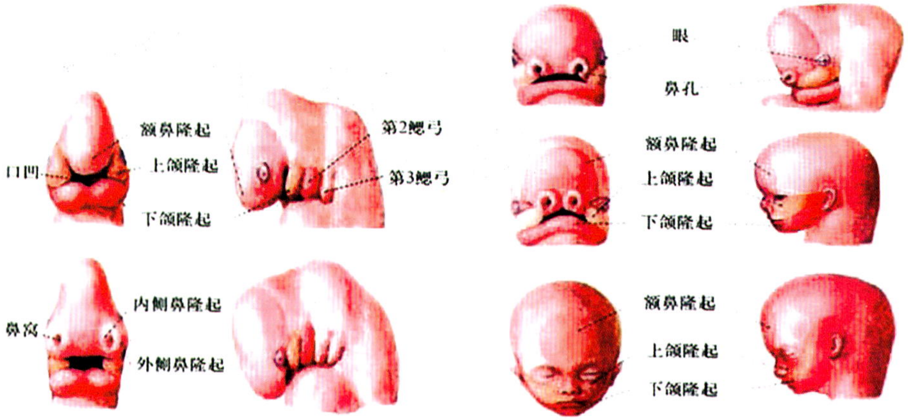


图 21-1　颜面发生（缪亦安绘图）

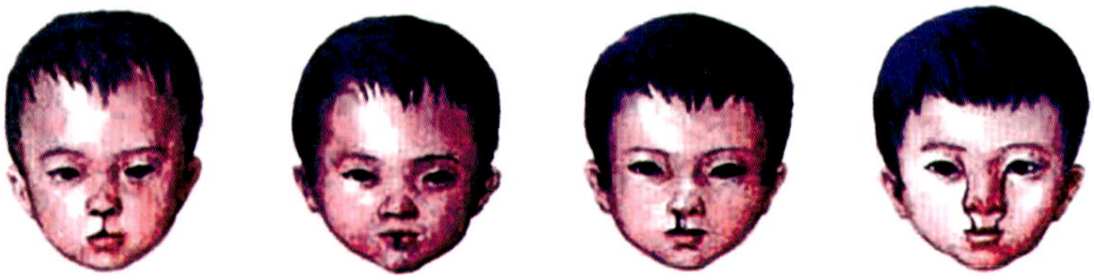

图 21-2　颜面畸形（缪亦安绘图）

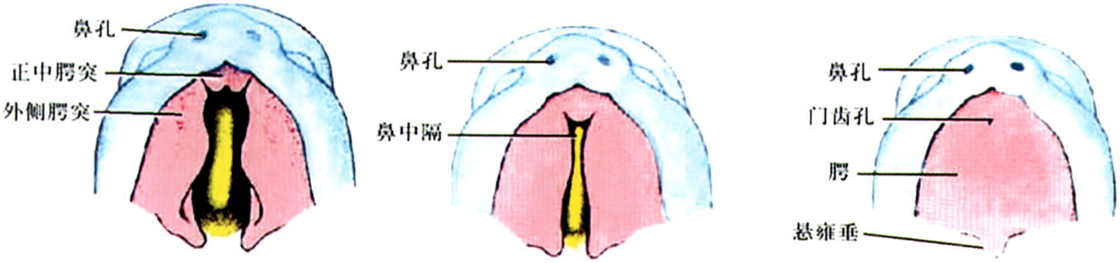


图 21-3　腭的发生（缪亦安绘图）

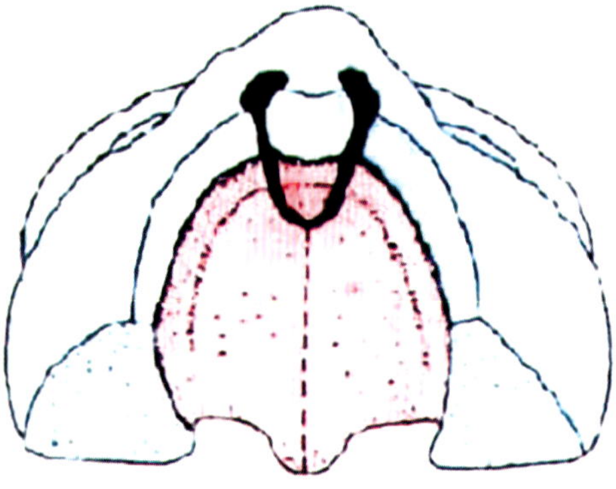

双侧前腭裂合并唇裂

图 21-4　腭裂（缪亦安绘图）

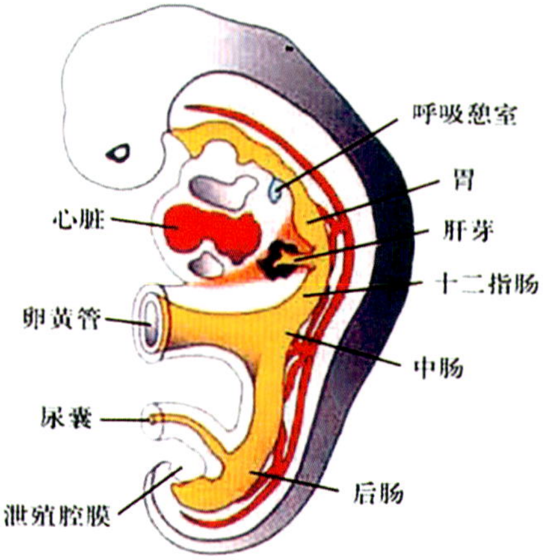


图 22-1　原始消化管的早期演变

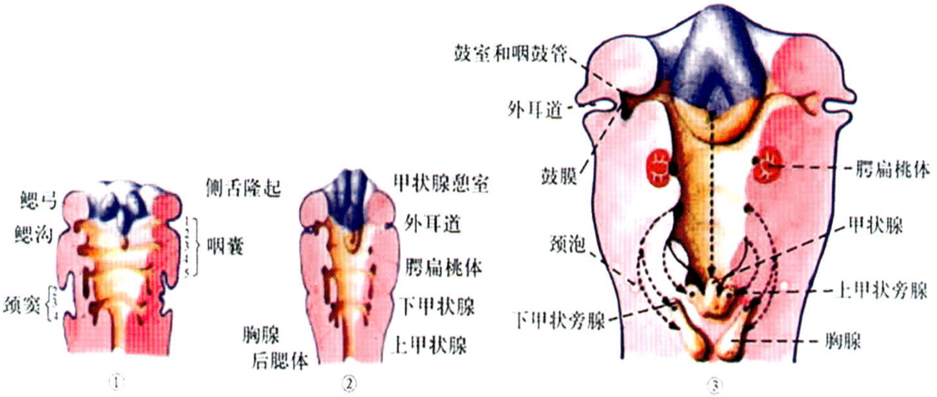


图 22-2　咽囊的演变（缪亦安绘图）

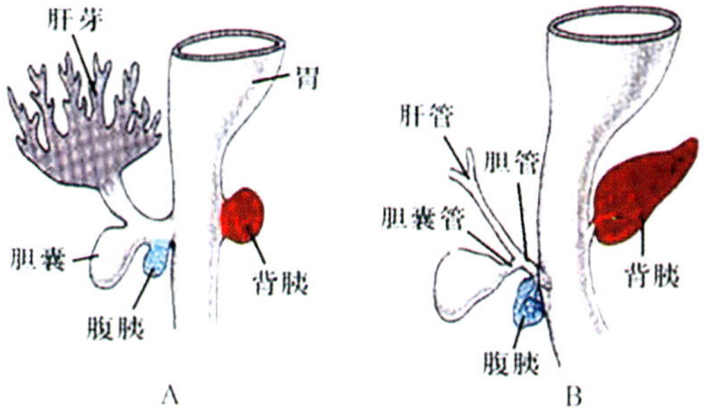


图 22-3　中肠分化

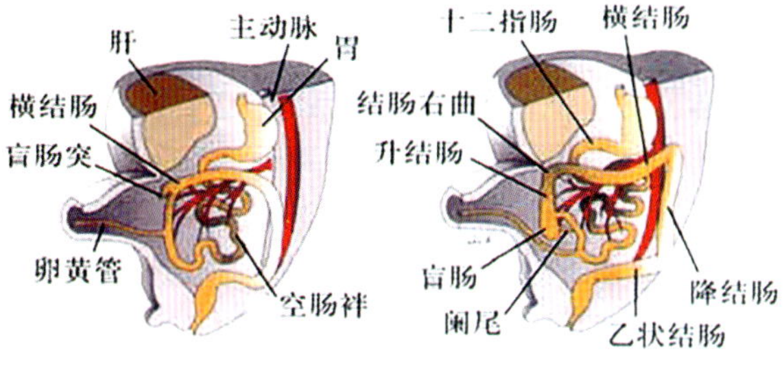


图 22-4　肝、胆、胰的发生

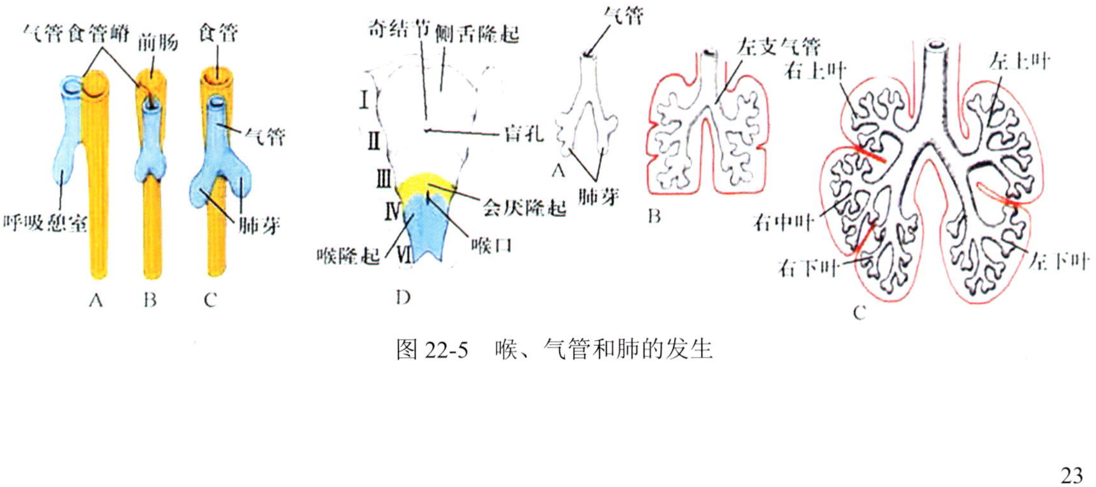


图 22-5　喉、气管和肺的发生

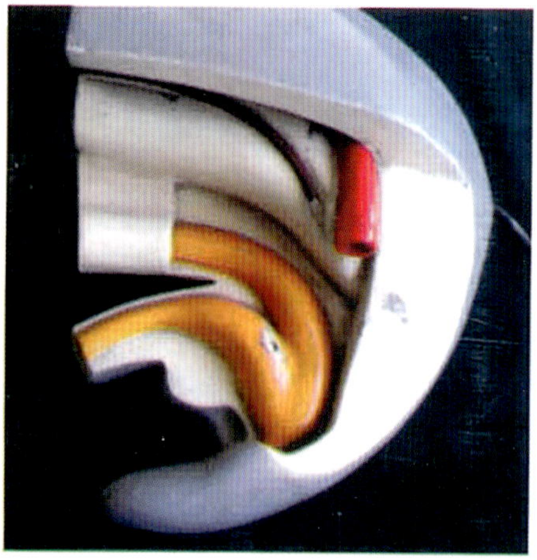

图 23-1　5 周人胚胚体后半部侧面观

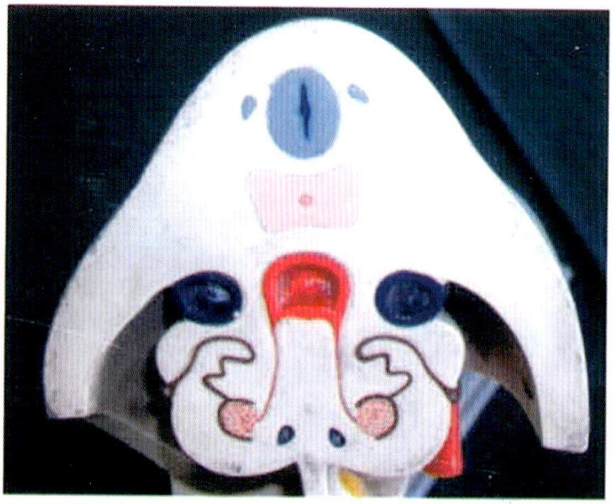

图 23-2　5 周人胚胚体后半部横切面观

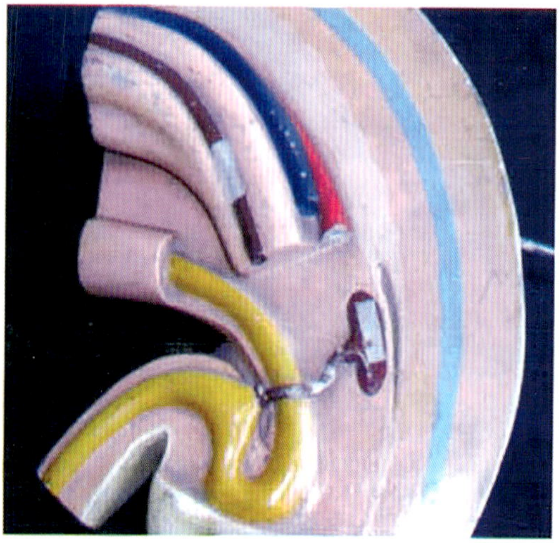

图 23-3　8 周人胚胚体后半部侧面观

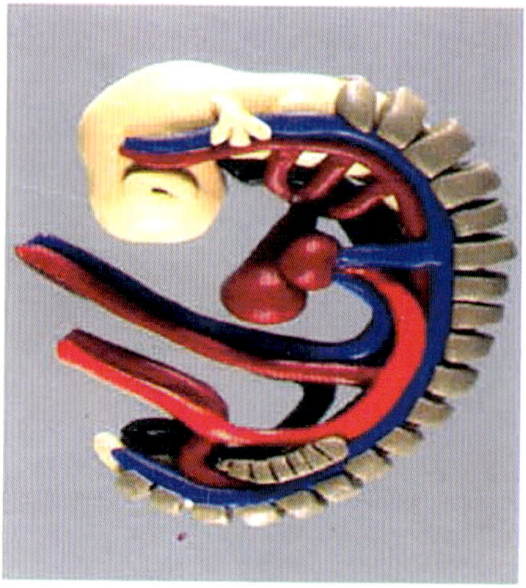

图 24-1　原始心血管系统

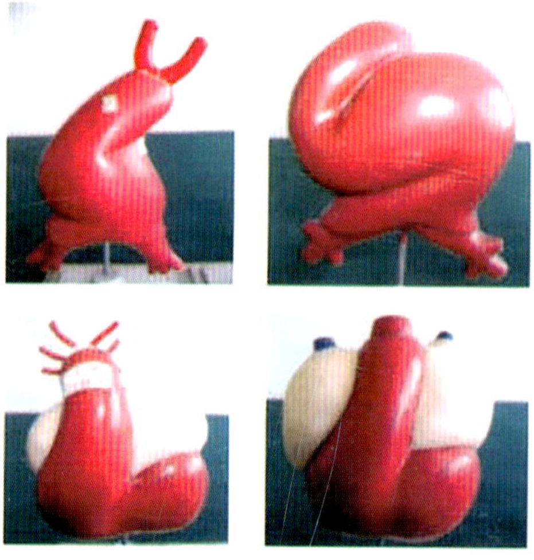

图 24-2　3 周到 5 周人胚心脏前面观

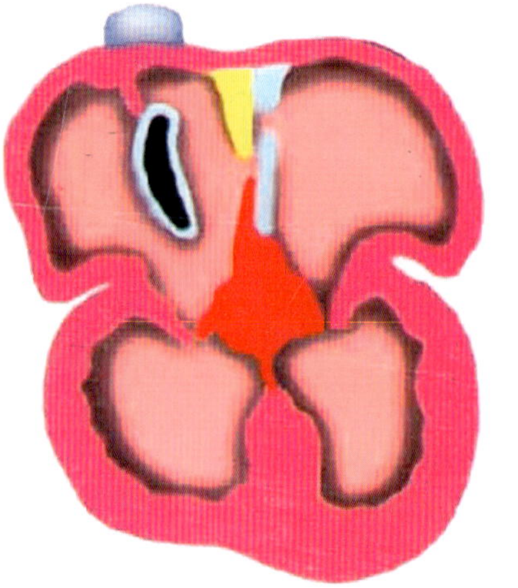

图 24-3　5 周末人胚心脏腹面观